摂食障害入院治療

超低体重と多様性

編著

小林聡幸　　須田史朗

著

阿部隆明　　黒鳥偉作　　齋藤慎之介

星和書店

まえがきにかえて

　近年，わが国では女性の低体重化が著しい。厚生労働省の国民健康・栄養調査報告では 2018 年の時点で 20 代女性の 21.7％，30 代女性の 13.4％が日本肥満学会のやせの基準である BMI 18.5kg/m² 以下と報告されている。特に 20 代女性の "やせの有病率" は昭和末期から平成初期にかけて約 2 倍に増加し，現在は 4 〜 5 人に 1 人が "やせ" である，という異常な状態が続いている[1]。一日平均エネルギー摂取量も 1,650kcal 程度と必要エネルギー量の 2,000kcal を大きく下回り，若年女性の栄養事情は終戦後より乏しい[1]。

　TV やインターネット上ではダイエットによる引き締まった肉体を強調するような映像が連日流されており，現代日本ではスリムな体型＝美しいというコンセンサスが揺るぎない。マス・メディアの中では，健康的な体重の女性タレントはもはや "ぽっちゃり" であるとして弄られてしまうのが日常となっている。若年女性の極端なやせ志向や摂食障害の増加に関しては，マス・メディアの姿勢が助長しているという当然の指摘があり，EU 諸国では BMI が基準を下回るタレントの起用を禁止する法案が相次いで成立しているが，残念なことにわが国では対応が立ち後れている。

　本邦で 16 歳〜 23 歳の女子学生を対象に行われた調査研究によると，摂食障害の有病率は 1982 年で 1.18％，1992 年で 4.54％，2002 年では 12.74％と 20 年間で爆発的に増加した[2]。これは諸外国と比較して極めて高い数値であり，その背景にある "美としてのやせ" を狂おしいまで

に支持する社会的風潮の影響は測り知れない。摂食障害の類型に関しては，神経性やせ症，神経性過食症以外のいわゆる"非定型摂食障害"が激増していることが指摘されている[2]。発達特性を併存し複雑化した症例の増加も際立っている。

　また有病率だけではなく，極端な低体重を呈する症例，顕著な身体合併症を生じる症例，長期にわたり遷延化・重症化する症例の報告が後を断たない。これは，医療現場からの印象としても顕著である。われわれの病棟では20年前は患者の体重が30kgを下回ると緊張感が走ったものだが，現在では30kgを下回っただけで入院させていては病床が回らないほど外来での重症例が溢れかえっており，スタッフの危機感も麻痺してしまっている。

　このように摂食障害が重症化・複雑化していく趨勢はわが国に特有の問題であり，日本型の摂食障害は文化結合症候群としての色彩が強くなっていると言えるだろう。治療には確立されたプロトコールは存在しないため，いかに身体状況が重症化してもエビデンスを重視する内科病棟ではお手上げとなることも多く，精神科病棟に転科となるケースも後を絶たない。われわれは日々頭を悩ませながらこれらの症例と向き合っている。

　本書はわれわれが真摯に向き合い，時には多くの辛酸を嘗めた摂食障害症例の集大成である。必ずしもベストの結果が得られた症例ばかりではないが，成功例だけを集めてもわれわれの病棟の現実を反映しているとは言えないため，"苦労した症例"であることを基準に症例を抽出した。その点では，本書は既存の成書とは若干毛色の異なるものであるかもしれない。われわれの経験が摂食障害の診療に関わる諸兄姉にとって少しでも役に立つことがあれば幸いである。

　最後に，本書の企画に様々な方面から尽力をいただいた星和書店の担当者の方々に深い感謝の意を表しておきたい。

自治医科大学精神医学講座　須田史朗

【　文　　献　】

1 ）厚生労働省ホームページ：国民健康・栄養調査（https://www.mhlw.go.jp/bunya/kenkou/kenkou_eiyou_chousa.html）

2 ）Nakai, Y., Nin, K. and Noma, S. : Eating disorder symptoms among Japanese female students in 1982, 1992 and 2002. Psychiatry Res., 219 ; 151−156, 2014.

摂食障害入院治療 ////////// 目次
超低体重と多様性

● **執筆者一覧**（五十音順） ●

阿部　隆明

（自治医科大学とちぎ子ども医療センター子どもの心の診療科）

黒鳥　偉作

（道立羽幌病院）

小林　聡幸

（自治医科大学精神医学講座）

齋藤慎之介

（自治医科大学附属さいたま医療センターメンタルヘルス科）

須田　史朗

（自治医科大学精神医学講座）

序　章

神経性やせ症の入院治療

小林　聡幸

1　はじめに

　進化というものは生物を環境に適応させる仕事をしているはずだが，とんでもない失敗をやらかすことがある。例えば，視神経細胞を反対向きに配置してしまったために出力である神経線維が網膜側に出て，強膜側に出力していれば必要のなかった盲点ができてしまった。そんないささか出来の悪い目をしょぼしょぼさせてモニター画面を見ているより，画像出力を直接神経系に接続して脳内で画像を構成すればよいのだが，進化はとてものんびりしていて，そんな時代の変化にはついていけない。

　摂食は生命維持に極めて重要だから，食べなかったり，食べ過ぎたりといった生命維持に不都合な行動は理に適わないはずなのだが，われわれの摂食行動は食物が十分に手に入らない時代に進化したもので，食物が手に入らなければ食欲を感じなくしたり，手に入るときにまとめ食いしたりする機能が脳には備わっている。摂食制限と過食の生物学的起源はおそらくそのあたりにある。これに毒物排除のための排出行動を加えると，摂食障害でみられる主たる摂食行動の障害が揃うことになる。しかし摂食障害という疾患はこのような生物学的基盤のもとにのみ生ずる

のではなく，やせを美徳とし，肥満を醜いとみなすような社会文化的状況に色濃く影響されている。

　すなわち摂食障害とまとめられる一群の病態は，摂食制限と過食と排出行動を主たる症状とするものの，他にも反芻や噛み吐き（chewing-spitting）などさまざまな摂食行動異常を呈す症例も包摂し，それはまったくもって異種的でひとつの病気ではない。それにもかかわらず，体重が減るほどに患者の顔貌から個性が抜けおちて，摂食障害に共通のものになっていく――要は髑髏に近づいていくわけだが――のをみるように，多様な病態のなかからやせ願望，肥満恐怖など一定の精神病理が露出してくるようにみえるのが摂食障害である。だから，典型的な症例というのはあるような気がするのだが，そう思ってよくみていくとそれぞれの症例にはそれぞれに個別性があり，ひとつとして同じ症例はないともいえるのが摂食障害である。もちろんそうした観点は他の精神疾患でも同様といえるかもしれないのだが。

　とはいえ，まずはありがちな症例を挙げてみよう。本書では神経性やせ症の入院治療経験を中心的に扱う。よって神経性やせ症制限型の入院例である。

② 神経性やせ症制限型の症例と低体重

●●●● 症例1　17歳，女性……………………………………………………
　同胞3人中の第2子。発達に異常はなく，中学の成績は中の上だった。
　高校2年の冬，特に何か出来事があったわけではないが，友人よりも自分が太っていると思うようになり，体重にこだわりだした。身長は150.0cm，体重は45kgあったが，ダイエット食品など極端にカロリーの少ない食事を摂るようになり，高校3年の7月上旬に近医受診したときには，体重は25kgとなっていた。7月中旬には歩行できなくなり，本人も治療意欲を示したため，当科に紹介となり，入院した。入院時の体重は25.3kg，BMIは11.3kg/m^{2}で軽度肝機能障害も認められた。

600kcal/日の経口摂取で食事をはじめ，第 7 病日には 27.7kg となった。寡黙で，きかれたことに無言で頷くようなコミュニケーションが多かったが，拒否的ではなく，ポツリポツリと気持ちを語った。「体重が増えるのが怖い」気持ちと体重を増やさなければという気持ちと葛藤し，食事量は増減したが，少しずつ摂取カロリーを上げていった。数字にこだわったり強迫的なところも目立った。また，体重が減ると母が心配してくれると言って，母の気を惹きたい気持ちも表出された。1,400kcal/日まで増量し，第 19 病日に 29.2kg となったところで肥満恐怖が一気に増大し，ここから 35kg を目標に行動制限療法を導入した。

しかし肥満恐怖は強く，体重は増えず，26 〜 28kg で調整して食べているような状態に陥った。そこで期限を設定して，体重が減少し続けたら経管栄養という条件を提示し，いったんは患者も了承した。ところが毎日，胃管はいやだと言い続け，体重を微増させては胃管挿入を回避し，新たな条件を設定するといったんは体重を増やしてまた減らすなど，いたちごっこが続いた。

体重は増えても 29kg までが限界で，入院も 80 日に及んだため，胃管を挿入したが，その様子をみて不憫に思った母親が退院を強く迫ったため，帰院時に体重が 30kg を越えていたら退院という条件で第 82 病日から自宅外泊とした。第 88 病日，30.4kg で帰院したため，翌日退院とした。

20 〜 30 年前にも，30kg を割るような体重の症例がいなかったわけではないが，現在ほど多くはなく，何か重篤な身体合併症が起こるのではないかと恐る恐る診療していたことを記憶している。現在では 20kg 台の症例が当たり前のようになってしまったが，それが危機的な状況であることに変わりはない。

もっとも個々の患者でそもそも体格が違うので，体重だけを云々するのは不適切である。そこで，身長の影響を除いて体重を比較できる指標としてボディマス指数（body mass index：BMI）が使われる。BMI でいえば，14kg/m^2 以下が「極端なるいそう」[1] とされ，12kg/m^2 未満で緊急入院が望ましい[1,2] とされているが，当科の場合，この症例 1 のように初診時にすでに BMI 12kg/m^2 前後にまで体重が減少している症

例が稀ではない[3]。

　なぜここまで体重が低下してから受診となるのか，いくつか要因は考えられる。まずは患者自身が治療に対して拒否的であるのだが，わが子が摂食障害だとは考えたくない親や家族の否認が受診を遅らせることもある。また，外来で診ていた患者が体重を減らして入院となるときなどに経験するが，BMI 12kg/m^2 程度に至る直前の数 kg の減少は極めて早く，1〜2週間で危険な体重まで落ち込んでしまうことがある。危険な体重に落ち込むまでには，受診を躊躇する時間というのは十分に長いといえる。

　ただ，それ以前に社会的な要因がある。世界的には先進国でも開発途上国でも若年女性の肥満が問題となっているのに対して，日本では若年女性のやせすぎの割合が高く[4, 5]，体重減少が始まる起点の体重がすでに低いと考えられる。ヨーロッパのいくつかの国ではすでに実施されているやせすぎモデルの規制など摂食障害予防のための社会的対策が，日本では極めて不備のままである[5]。メディアでは肥満の不健康さばかりが喧伝され，やせの危険性への啓蒙がなされておらず，やせすぎモデル規制の線引きとなる BMI 18.0kg/m^2 あるいは 18.5kg/m^2 を切っているタレントが，ごく普通にメディアに登場し，若年女性たちのボディーイメージの理想となっている[5]。それゆえ周囲の危機感も低く，摂食障害を早期に発見して医療につなげるシステムが機能しない。

　また近年のメタボリック症候群への関心の高まりにより，太っているのは不健康で，やせているのが健康，という通念がいや増しに浸透している。家庭でも「そんなに食べると太るよ」という台詞がすぐに飛び出すのではないかと思われるが，食べた量でどれほど太るのか，太ったらどうなるのかという細部は置き去りに，ほとんど反射的に「太るよ」という言葉が出るのが現在のわれわれの文化である。

　その背景に肥満を忌避する歴史的文化的影響もある。清貧の思想である[6]。キリスト教であれ仏教であれ，修行僧の文化のなかには，宗教的

に清らかであることと，欲を捨ててやせていることが同一視される傾向がある。七福神の布袋のように肥満が円満を示す文化装置がないわけではないが，肥満は「貪欲で不正を働いている」というイメージに結びつきやすい。また太っていることをお笑いのネタにしているタレントが少なからずいるが，肥満を滑稽とみなす文化も色濃くある。

　かくて摂食障害の患者たちは，臨床家の前に「極端なるいそう」から「緊急入院の適応」といった水準の超低体重で現れ，そこから治療が開始されることになる。治療が開始できればよいが，大学病院の病床数はごく限られており，そもそも初診時に「緊急入院の適応」水準の体重で来院した患者にどう対応するか頭を悩ませることもしばしばである。何とか病床を空けて入院させたところで，患者はもっとやせたいと思っているのか，やせた状態から抜け出したいと思っているのか，極めて両義的で，しかもそうした心情を治療早期から素直に吐露することは少ない。あからさまに治療拒否的な患者もいれば，一見，治療に協力的だが，隠れて，あるいは嘘をついて治療に抵抗する患者もいる。程度の差こそあれ治療拒否的な患者と十分な治療関係が構築できていない状態のまま，栄養療法，つまり体重増加の策を施していかねばならない。

　患者の精神的問題を扱う余裕もなく危機的な体重から脱しなければならない状況では強制的に栄養を入れねばならないという事態に陥りやすい。強制栄養を妨害しようとする患者の創意工夫はなんとも多彩なもので，患者同士が密かに情報交換したり，最近ではネットから情報を得たりして，治療者は苦慮する場面もあるが，強制栄養自体は治療者が覚悟を決めればそれほど難しいことではない。問題は強制的に栄養を摂らせて一定の体重に回復したとして，そのあと患者自らが食事を摂ってくれるかわからないところである。また，胃管を挿入されたわが子の姿を不憫と感じたり，あるいはその状態に対するわが子の愁嘆に耐えられず，親が経管栄養の中止を申し出たり，医療保護入院の同意を撤回したりといったことも稀ならず起こる。これもまた医師と家族との信頼関係を十

分築く時間がないままに危機的な体重に対処しなければならない弊害である。

　そうすると経管栄養が近道とわかっていながら，なんとか自発的に食事を摂れるように促したり，経管栄養をするにしても患者が納得するか，やむを得ないという気持ちになるまで働きかけることになり，ぎりぎりの体重での攻防戦の様相を呈することになる。結果として低体重のままあの手この手で食事を摂らせようとしている期間が長くなり，あとからもっと早期に経管栄養をしたほうがよかったのではないかと反省するような経過になりやすい。その攻防戦はその後の精神療法的な関与に意義ある布石であるようにも思える一方で，低体重による認知障害に陥っている患者に精神療法的な関与をいくら行っても無駄なのではないかという懸念も否めない。実際，摂食障害に対する精神療法的関与の適応は BMI 16kg/m^2 以上などとされていることが多い。

3 神経性やせ症の心理

　発症のきっかけは太っているといわれたり，自らそう思ったりしてダイエットを始めるのが一般的だが，その背景に本人にとっての不適応状況があることも多い。中学校までは秀才で通っていたのだが，高校に進学すると同級生たちは横並びで優秀で，周囲は進学校に進んだと賞賛の目を向けていても，本人にとっては挫折体験となっている。その状況を一点突破するためにやせることで周囲から秀でようとする。本人がどこまでこうした「意図」を自覚しているかはともかく，そのような背景が推測できる症例は多い。学業成績は一例で，症例1では高校で周囲に馴染めないということをふと漏らしたことがあったが，自尊心や集団的アイデンティティなどの思春期的な問題があると考えられる。

　ダイエットで「一点突破」を図ろうとするのには，やせているのが美しいという社会に流布した価値観が当然影響している。発症の時点では

「やせたい」という「やせ願望」が中心的かもしれないが，それだけで摂食障害の強力な栄養摂取制限と治療への抵抗を説明することはできない。「やせ願望」を裏打ちするように「肥満恐怖」があり，いったんダイエットを始めた患者はこの恐怖ゆえにさらにやせようとし，治療に抵抗する。ただ，「やせたい」という気持ちと「太るのが怖い」という気持ちは矛盾しないというだけで，やせたいから太るのを恐れるという因果関係が必ず成立するというわけでもなかろう。「やせてきれいになりたい」という軽やかさと「１kgでも体重が増えるのが怖い」という重苦しい心理はいかにも不釣り合いである。摂食障害の認知行動療法パッケージを制作したFairburn[7]は患者の認知の病理として「体型と体重とその制御への過大評価」を挙げているが，体重の過大評価という言い方はいささか弱い。患者にとってそれは死ぬよりも恐ろしいことのようにみえる。太ることのどういった側面がそれほどの恐怖をもたらすのか問うても納得のいく答えを語る患者はいない。それは，具体性を欠く，ほとんど不可解といってよい恐怖であり，実際に何を恐れているのか本人にもはっきりしないのではないかと思われる。ことによれば恐れているのは別のことだが，それは無意識のなかに隠れていて，それを糊塗するために「太ることが」と言うほかないのかもしれない。体重が回復してくると患者は体重が増えるのが怖いとか，太るのが怖いと相変わらず言うにしてもその強度は著しく下がっている。

　ここから推察されるのは肥満恐怖とは明らかに病的なもので，何らかの精神力動のもとで生み出された可能性があるとともに，低体重による認知機能の障害と関連している可能性もあることである。治療者にとってこの恐怖はとても手強い。

　やせようとする動機として「成熟拒否」あるいは「成熟嫌悪」ということもよく言われてきた。母のようにはなりたくないという家族葛藤からも理解はしやすいのだが，下坂は「女《性》であること，女《性》になることに対する嫌悪・拒否」であるとまとめている[8]。しかしながら，

成熟拒否をあからさまに言明する患者はほとんどいないように思う。下坂も1999年の著書でこの心性を近頃の摂食障害患者に見出すことはまずないといわれるとし，その理由として「人の欲望が大幅に解放され，歯止めがないような世の中になった。禁欲は決して美徳ではない世の中になった」ことや，「女性にも多種多様な自己展開の可能性が生まれた」という社会変化を挙げる[8]。今日の摂食障害患者は，「女性であることをまず嫌悪しないが，しかし並みの女性になることを極度に嫌い，恐れる」，「並みであること，他者から並みとみなされることに耐えられない」という形で「成熟嫌悪」を示すようになったというのが下坂[8]の解釈である。これは上述の「一点突破」につながる議論である。

思春期やせ症からの回復途上のある患者が無月経の治療に積極的でなく，その理由を問うと「"生理が戻ると普通に働かないと"と思ってしまう」と述べたことがある。ここから考えられるのは摂食障害が社会参加へのモラトリアムとなっていることであり，もはや「並みの女性」にならないがために摂食障害から抜けられないとみることもできる。野添[9]はもう少し観点を汎化して摂食障害を現実場面からの回避反応とみている。

他方，やせたいという心理が社会にあまねく広がっていたとしても，摂食障害に陥るのは一部の者である。この病気へと駆動するひとつの要素が強迫性ではないだろうか。ダイエットを始めても続かない者が少なからずいるのに，強迫的傾向は栄養摂取制限のようなつらい行動を持続させ，その強迫的思考の指し示す方向から外れることへの強い恐怖を惹起する。

また，否認の機制も摂食障害を組み立てる重要な要素のように思われる。飢餓で死ぬということ，実際は著しくやせていること，ちょっとくらい食べて太るわけがないことなど，あたかも「やせて死ぬために都合の悪いこと」はみな否認されてしまう（もちろん本人は死ぬとは思っていないのだが）。摂食障害が現実場面からの回避であるなら，現実がこ

とごとく否認されてしまうのも致し方がないのかもしれない。さらにこの否認はえてして家族にまで及んでいて、それが入院を遅らせる場合があることは前述の通りである。家族のメンバーが精神疾患に罹患しているとはなかなか認めたくないという心理はあらゆる精神疾患で起こりうるが、摂食障害ではそれが生命の危機に直結する場合があるのも前述の通りで、患者の治療抵抗に家族が巻き込まれて退院を強行するなどといった事態には否認が関わっている。ときに治療者は当事者とその周囲の人々の否認に対してほとほと無力感を感ずることがある。

　この否認への有効な対応はおそらく現実への直面化しかない。筆者の駆け出しの頃に入院していた印象深い症例がある。彼女は低体重のさなか肺炎を併発してしまう。肺炎であるから咳や痰が出るのだが、低体重で呼吸筋も衰えてしまったため、痰がなかなか喀出できなかった。もちろん看護師が吸引するなどの対応はしたのだが、しばしば痰が引っかかり、患者は窒息の恐怖を感じたようである。肺炎から回復すると見る間に食事を摂るようになって退院していった。

　やせすぎると死ぬという現実に直面化させるというのはこういうことであるが、まさか医師の側で意図的にこのような状況を作るわけにはいかない。後の章で触れるが、生命の危機に陥っても一向に平気な強者もいる。あまりに状態が悪く意識障害を併発すると、生命の危機の直面化になっていなかったりもする。そこでわれわれにできる直面化は、体重が著しく減ると入院させ、栄養療法をし、とにかく死なせないというわれわれの強い意思をみせることしかない。

　患者が退院要求し、否認に陥った家族が退院に同意した場合、われわれはそれを阻む強制力を持たない。この場合、否応なく家族は現実に直面化するので、その際の受け皿を用意して待つことしかすべはない。

4 その後の経過

さて症例1は退院後どうなったか，続きを述べる。

　退院後の外来には数回通ったのみで通院は中断してしまう。親戚が摂食障害の治療で定評のある東京の病院にかかることを勧めたのである。その後，患者はその病院や九州の有名な病院など数施設に入院したり，通院したりすることになる。途中から過食に転じるものの，嘔吐はできずに，過食の時期と拒食の時期が交代するような経過だったようである。この間，大雑把にいって7割の期間を入院，3割の期間を通院に費やしており，就労などの社会参加はまったくできていなかった。そんな経過を10年ほど続けていたが，階段から落ちて下肢の骨折を負って，東京の病院に通うのが難しくなり，当科に再初診した。

　そのときには過食傾向となっていて，当科への通院再開後1〜2年したころに体重は最高となり，70kgを越えたが，身体的には入院が必要な状態ではなかった。問題は，周囲によい顔をして鬱憤をためがちだが，他人にキツいことを言うとそのことで自分を責めてしまう性格や，家族との葛藤による不眠や強迫観念の訴えが中心的であった。知能検査でIQは60台であり，知的問題も影響していると考えられた。家族と距離をとるために入院し，精神科デイケアに通うまでに至ったものの，対人関係の過敏さのために数ヵ月で通えなくなった。とはいえ，治療関係も安定したこともあるのか，体重は正常範囲に収まるようになっていった。

　当科で10年ほど経過した後，不眠で処方した抗精神病薬で太ると他患から聞いたことがきっかけで，体重を頻繁に量るようになり，徐々に体重は減って，入院に至った。体重に余裕のあるうちに入院させたものの，強い肥満恐怖を訴えて，BMI 12kg/m^{2}以下にまで落ちて，結局，経管栄養をせざるを得なかった。最近10年は摂食の問題はあまりなかった

が，本人に聞くと太るのが怖いという気持ちはずっと変わらずあったという。

　という症例，実は症例 1 ではなく，それとよく似た初回入院経過をとった別の症例である。表面的には摂食の問題はない期間が相当に続いていたのに摂食障害は治っていなかったということで印象的である。

　また，こんな経過もある。

　退院後，患者はやはり受診しなくなる。それから 1 年強たってから，突然外来受診する。体重は 70kg ほどになっており，外見的にまるで別人で，入院していた頃の姿を思い出すのに苦労した。しかしその容姿を本人は苦にする様子はなく，「あれから食べられるようになりました」と言う。復学するにあたって，もう大丈夫という診断書が欲しいというのが受診理由であった。

　これも入院経過は似ているものの症例 1 とは別症例である。診断書を求めてきたので経過を知ることができたが，そうでなければ退院後に軽快したのはわからなかっただろう。当院精神科病棟には，身体状況が著しく悪い例や，慢性化した症例などが多く入院してくるため，摂食障害は難治な印象が強いが，児童精神科病棟では入院しただけで摂食できるようになり，その後の経過の良好な症例は少なからずある。臨床医の目に触れず，予後良好な症例は確実に一定数は存在すると思われる。

　さて，症例 1 の退院後経過は下記のようである。

　退院後，しばらく体重は 30 〜 31kg を維持していたが，ネットで購入したチューブを使って嘔吐するようになり，24.1kg にまで減少して，4 ヵ月後に再入院した。治療に意欲を示し，28kg まではスムーズに回復したが，その後は伸び悩み，体重が 30kg 以上あるのはどうしても許せないといって抵抗を示し，4 ヵ月の入院をへて，30.3kg で退院した。

　結局，体重に関していえば，30kg ほどで膠着してしまっているわけだが，この間，あまり喋れなかった患者は少しずつ担当医に気持ちを語れるようになり，治療関係は進展しつつある。また病棟のリクリエー

ションでは緻密な絵画を書き（そこがまた強迫性を示すところではあるのだが），外来では再び嘔吐がみられるものの，それがストレス発散だと述べるようになるなど，表出は豊かになってきていることも望ましい変化である。

5 過食・排出型の症例と環境の問題

次に神経性やせ症過食・排出型の症例を挙げる。

● ● ● 症例2　15歳, 女性‥‥‥‥‥‥‥‥‥‥‥‥‥‥‥‥‥‥‥‥‥
　同胞2名中の第1子。成長発達に異常は指摘されていない。両親，父方祖母，弟との5人家族である。両親は共働きで，自宅では祖母と過ごすことが多かった。

　中学2年の3月に，仲のよい友だちと些細なことでケンカとなり，相手の子がクラスで孤立した。その子にネットで悪口を流され，今度は患者に冷たい視線が注がれるようになった。

　中学3年の4月，腹痛・下痢が続き，半月ほど近隣の内科病院に入院した。入院日は担任教師と件の友人と話し合いをする予定だった。補液や絶飲食で改善なく，アレルギー性紫斑病が疑われてステロイド投与を受けたが効果がなかった。入院中，両耳側半盲の訴えが出現したが，器質的病変は否定された。5月，発熱，関節痛などで再入院となるが，種々の証拠から腋窩に使い捨てカイロを貼って検温していることが疑われた。本人には事実確認は行わない方針で，当院子どもの心の診療科に紹介となった。

　4月に消化器症状で体重が減ってからダイエットをはじめたといい，49kgあった体重が減り続けたため，8月末から，翌年1月まで入院治療が行われた。36.7kg（BMI 16.3kg/m^2）で入院し，行動制限療法で39.3kgまで増やした。ところが退院後に胃腸炎を起こして体重が減少し，再入院を示唆したところ，過食と嘔吐が始まった。

　志望の県立高校は不合格となり，通信制高校に進学することとなり，高校1年の4月に当科に転科した。転科の時点で31.5kgであり，その後も水分しか摂れず，固形物は吐いてしまい，4月下旬，28.6kg（BMI

12.7kg/m²）で入院となった。62日間の入院で行動制限療法により33.9kgまで増やした。入院中，高圧的な父，過干渉な祖母との関係で疲弊しきっていることが語られた。病気になる前までは父からの暴力もあった。また両親の関係も冷え切っていてほとんど口もきかない状態だという。体重が増えて退院になる心配も表明する一方で，自分が両親の調停役となっていることから早く退院しなければならないという焦りも語られた。

　なるべく家にいないように図書館などで過ごすように指導したが，退院後は過食が続き，9月には50kgとなった。母も家庭で孤立しており，患者に当たることもあり，10月には患者の体重は40kgに減少した。このころ，母と患者で別居する話が進み，翌年1月，アパートに別居したが，慢性疾患を持つ父が入院し，別居したものの母は弟の世話に自宅に行くことが多く，ほとんど患者の独居状態となった。ひとり暮らしは楽というものの，「お菓子ばかり作ったり」「体重の数字にこだわったり」「1日に1万歩以上歩かないと納得しない」など強迫的な面が目立った。

　体重は32kgに減少し，4月から38日間の入院治療がなされた。入院すると過食は止み，摂食量を徐々に増やして退院となった。退院後は過食・嘔吐が続くものの，体重は35kg程度で維持している。

　制限型と過食・排出型はおそらく根本的に異なったものではない。強迫性が強く，変化を嫌がるタイプは摂食制限に固着し，どこかその強迫性にほころびがあるというか，よくいえば融通性が高いタイプが過食に進展するようである。そして過食に嘔吐が組み合わさったところで事態はひとつの均衡に陥る。「食べたい」と「太りたくない」が両立するのである。もっとも過食と嘔吐が均衡して適当な体重を保つようになる前に，低体重が進展して入院治療を要することも少なくない。

　症例2は摂食障害の病像が明らかになる前に心身症，転換症状，さらには詐病を呈した。そして神経性やせ症制限型の病像をとるものの，1回目の入院後に過食・排出型に転じた。心理的背景として当初は学校での対人関係のようにみえたが，それ以上に家族の問題が大きいことがわかってきた。両親が不仲で患者がその調停役をせざるを得ないというのは，かつて家族療法でいわれた世代間境界の曖昧という現象[10]である。

担当医は家族介入が必要という印象を持っていたが，図らずも家族のほうから父と別居するという対策がなされるに至った。確かにこれが患者にとって楽な面もあったようだが，だからといってこれによって過食・嘔吐が治まることはなかった。

　家族に何らかの問題があるように思われる摂食障害症例は多いが，逆に何の問題もない家族もないだろう。つまり摂食障害の家族に見出される問題というのはどこの家庭にもあるようなものかもしれず，浅薄な家族介入は事態を好転させるとは限らない。摂食障害の病因はひとつに絞られることは恐らくないのであり，本人の人格，内的葛藤，周囲の環境など様々な要因が発症に関わっているものと思われ，神経症の一形態と捉えることは的を射ているはずである。

6 治療

　神経性やせ症の入院治療の喫緊の目的は栄養障害による生命的危機からの脱出である。思春期の軽症例だと，入院しただけで食事を摂るようになる場合も少なからずある。問題は，積極的にであれ消極的にであれ摂食に対して拒否的な場合と，すでに飢餓状態にあって再栄養にあたって注意を要する場合である。これらの場合の多くは経鼻胃管を介しての栄養となる。

　飢餓状態を脱した時点では行動制限療法が用いられる。体重の増加に伴って，行動範囲が拡大されるという行動療法であるが，摂取したカロリーとその結果である体重の増加に伴って，それに見合うカロリー消費を要する活動が許可されていくという認知療法的な側面を持っている。こうした治療は恐らく深町[11, 12]による技法と，九州大学附属病院心療内科で行われてきた行動制限療法[1]がもとになっているのではないかと思う。

　ただこの技法も効果には限界がある。首尾よく入院中は体重が増えて

も効果は入院中に限られることはよくある。また，飢餓にまではいかないものの入院が必要とされるような低体重に膠着してしまう場合も少なからずある。そもそもこの治療の枠組みに乗らない症例もある。精神療法的な対応の適応となる BMI 16kg/m^2 程度にまで体重を増やすことができれば，治療的展開も広がるが，低体重で栄養管理も必要なうえ，認知機能にも何か変化が起こっているという状態をいかにうまく脱するかが神経性やせ症の入院治療の肝となっている。

【　文　　献　】

1）日本摂食障害学会監修：摂食障害治療ガイドライン．医学書院，東京，2012.
2）森則夫監修，栗田大輔：精神科医もできる！拒食症身体治療マニュアル．金芳堂，東京，2014.
3）齋藤慎之介，吉成美春，小林聡幸：精神科病棟における超低体重神経性無食欲症の臨床的検討—2004年1月から2013年12月までの10年間に経験した症例をもとに—．精神科治療学，32；1105-1114，2017.
4）菅原歩美，谷内洋子，曽根博仁：若年女性のやせすぎの現状とリスク．日本医事新報，4604；80-85，2012.
5）永田利彦，山下達久，山田恒ほか：無視されてきたダイエットと痩せすぎの危険性—痩せすぎモデル禁止法に向けて—．精神経誌，120；741-751，2018.
6）加藤敏：シモーヌ・ヴェイユに学ぶ摂食障害．精神科治療学，20；775-784，2005.
7）Fairburn, C.G.：Cognitive Behavior Therapy and Eating Disorders. The Guilford Press, New York, 2008.
8）下坂幸三：拒食と過食の心理—治療者のまなざし—．岩波書店，東京，1999.
9）野添新一：神経性食思不振症の行動療法についての研究．医学研究，50；129-180，1980.
10）Minuchin, S., Rosman, B.L. and Baker, L.：Psychosomatic Families：Anorexia Nervosa in Context. Harvard University Press, Cambridge, MA, 1978.（福田俊一監訳，増井昌美訳：思春期やせ症の家族—心身症の家族療法—．星和書店，東京，1987.）
11）深町建：摂食異常症の治療．金剛出版，東京，1987.
12）深町建：続 摂食異常症の治療．金剛出版，東京，1989.

第 1 章

超低体重症例の再栄養と再栄養症候群

小林　聡幸

1　再栄養症候群の症例

　大学病院に摂食障害の患者がよく受診するのは，やはりクリニックなどでは手に余るとされてしまうからであろう。ある精神科クリニックに受診するなり，「うちでは診られない」と言われて紹介状を渡されたなどという事例もあった。もう少し意欲的なクリニックならば，ひとまず診療をはじめてくれるが，体重減少が進めば入院施設のあるところに紹介せざるを得ない。そうなる確率が高いから最初から大学病院に紹介してしまえという気持ちもわからなくはない。

　そして入院施設といっても，通常内科医のいない単科精神科病院では身体合併症が生じた場合の対処に不安があって，摂食障害，とりわけ神経性やせ症を引き受けたくない気持ちもわかる。ただ，だからといって総合病院といえども精神科病棟に内科医が常駐しているわけではなく，身体合併症には苦慮する，という論点に関しては第2章で取り上げる。

　たとえ身体合併症を呈さなくても超低体重の，つまり飢餓状態に陥っている人間をマネージすることは，それだけでも危険がいっぱいであるというのが本章のテーマである。超低体重あるいは飢餓状態にある患者は放っておけば死んでしまうので栄養を入れねばならないが，栄養を入

れること自体の危険がある。再栄養症候群（refeeding syndrome）である。

当科ではじめて診療した再栄養症候群の症例[1]を提示する。

● ● ● ○ **症例3　16歳，女性**………………………………………………

自営業の父，専業主婦の母のもと，3人同胞の第2子として出生した。周産期や発達には問題がなく，小学生の頃から活発でリーダー的な存在だった。中学校2年の2月頃より，部活動のスポーツの成績が伸びないことから食事制限を開始した。このころ体重は57kgであった。6月上旬，50kgとなり，養護教諭に異常に気づかれ，婦人科の思春期外来や精神科クリニックなど数ヵ所の医療機関をへて，7月中旬，当院小児科に紹介された。8月には体重が42kgとなり，同科に2週間入院した。それを機に食事摂取が増え，退院後は体重も47kgまで増加した。

翌年4月には希望の高校に進学したものの，徐々に食欲低下が進み，通学も困難となり，高校1年の10月に休学した。高校2年の4月に体重は31.8kgまで低下し，小児科に2回目の入院をしたが，治療に対して拒否的で1週間で退院した。5月末，母とともに当科を紹介受診した。初診時の体重は29.6kg（BMI 11kg/m^2）であった。患者は活発だが，他者からの評価に敏感であり，常に高い理想を掲げ努力するなど強迫傾向が強いように思われた。家族には大きな問題はなさそうだった。まずは本人と治療関係を築きつつ摂食を促したが，体重はどんどん減っていった。入院は頑なに拒否したが，初診から8日後，外出しようと靴を履いているときに一過性に意識消失をきたしてから，自力歩行が不可能となり，水分摂取しても嘔気・嘔吐が出現し，「自分でも驚いた」ため，ようやく入院に同意し，12日後に任意入院した。

身長は163.8cm，体重は25.6kg（BMI 9.5kg/m^2），体温34.5℃，脈拍40/分，収縮期血圧70mmHg（拡張期は測定できず）であった。意識は清明だが，歩行不可能で，体動や排尿も困難であった。検査所見では，血液一般検査は正常範囲，血液生化学検査ではT. Chol 412mg/dL，尿素窒素64mg/dL，アミラーゼ227mU/mLと高値であった。また，軽度肝機能障害（AST 82IU/L，ALT 96IU/L）を認めたが，電解質はマグネシウムが2.9mg/dLと軽度高値である以外，血清リン値（4.0mg/dL）を含め正常

範囲であった。内分泌学的には，TSH 3.72μIU/mL，fT$_4$ 0.95ng/dL，fT$_3$ <0.70pg/mL と低 T$_3$ 症候群を示していた。頭部 CT 検査では軽度の脳萎縮像を認めた。

　入院時より補液とともに経管栄養を 125kcal から開始し，第 2 病日より 250kcal とした。第 6 病日，経管栄養を 375kcal へ増量。同日の採血で AST 3,797IU/L，ALT 2,578IU/L と肝酵素の著明な上昇を認めたため，内科に依頼し，腹部エコーなどを実施したが，明らかな異常所見は認めず，栄養補給に伴う循環不全による肝機能障害を疑い，補液量を増加した。補液量の増加に伴い，投与総カロリーは 670kcal となった。第 7 病日には肝機能は若干改善したが，白血球 1,800/μL，血小板 8.9 万 /μL と減少を認め，同時に血清リン値が 2.0mg/dL と低下していた。他の電解質に異常は認めなかった。再栄養症候群を疑い，経静脈的にリンの補正を開始した。第 9 病日「夢か現実かわからない」などの発言を認めるようになり，徐々に「黄色い子どもがたくさんいる」「友達が名前を呼んでいる」などの訴えが出現し，舌を突き出したり顔をしかめる，両眼を鼻尖によせるなど奇妙な行動もみられるようになった。第 10 病日には，脈拍 100/分以上と頻脈を認めた。また会話も噛み合わない状態となり再栄養症候群によるせん妄と考えられた。血清リン値は第 11 病日には 2.8mg/dL と上昇，白血球，血小板の値も改善した。リン補正後もせん妄は持続し，quetiapine 30mg を投与するも効果なく，risperidone 0.5mg を投与し若干の効果を認めた。第 15 病日より頻脈が改善し，第 16 病日にはせん妄は改善した。

　以後，経管栄養の漸増，経口摂取への移行を進め，第 54 病日，31.5kg の体重で退院した。その後，肥満恐怖はあるものの，体重は増加傾向となり，翌年秋には 47kg 台となった。また翌年 4 月から高校に復学し，卒業後は大学に進学。1 年留年したものの卒業の目途が立った頃まで通院した。

　本症例の論点は再栄養症候群とはいえ，それとは別に触れておきたい点が 2，3 ある。

　症例 3 とは別症例であるが，高校の部活動で長距離走をしていた女子生徒がタイム向上のために顧問からきつく減量を言い渡され，それをきっかけに神経性やせ症を発症した事例があった。症例 3 では顧問からの強要があったわけではないが，自発的に同様の事態に陥ったわけであ

る。1992年以降，摂食障害，無月経，骨粗鬆症を女性アスリート三主
徴[2]といってスポーツ医学で問題視されているが，日常診療のレベル，
すなわち中学校や高校の部活動においても，そこにかかわる教師への啓
蒙が必要であろう[3]。

　それから症例3では低栄養から歩行不能となったことが，治療の動機
づけとなったことは注目しておきたい。柴田[4]は神経性やせ症におい
て回復に働く要因のひとつとして，身体疾患の合併あるいは底つき体験
がみられることを挙げている。序章でも触れた症例は，30kgそこそこ
の体重で肺炎を併発し，るいそうによって呼吸筋が弱ってしまったため
に，肺炎に伴う喀痰の排出困難に陥った。精神科病棟で肺炎の治療を続
けたのだが，肺炎が改善すると人が変わったように摂食を始めて順調に
退院となった。体重減少で死が迫っているのを治療者が心配しているの
に患者には危機感がないことが多いのが神経性やせ症の常であるが，呼
吸困難というのはかなり直接的に死を意識させる体験だったのであろ
う。ただそのようなことが起こるのを期待するのは，患者が拷問にかけ
られる事態を望むようなものであって，褒められた話ではないが，身体
的危機に陥った際の対応に考えるべきところがあることについては第2
章でまた触れる。

❷ 再栄養症候群の概念

　症例3は，2000年代半ばに経験した症例である。それまで再栄養症
候群の症例がいなかったのかといえば，おそらくそんなことはなく，た
だそのような疾病概念を知らずに，低体重で急変した症例としかみてい
なかった可能性がある。再栄養症候群という概念がいつから用いられて
いるのかよくわからないが，PubMedで検索するかぎり，タイトルに
再栄養症候群（refeeding syndrome）が最初に登場するのはWeinsier
らの1981年の論文[5]である。長期の低栄養状態に過剰な非経口的栄養

を投与して心肺代償不全を呈した2例の報告で，低栄養状態の原因はそれぞれ神経性やせ症と原因不明の内科疾患である。興味深いことに本文中には1度も再栄養症候群の語は用いられていない。1990年前後のモノグラフ[6, 7)]には低リン血症など再栄養症候群の記載はなく，辛うじてVandereycken ら[8)]が再栄養時の低リン血症に触れている。彼らが引いているのは1983年の Sherridan ら[9)]の論文である。

　1990年には再栄養症候群の総説[10)]が登場しているが，神経性やせ症の再栄養症候群の英語圏での報告は1998年の Kohn らの報告[11)]を待つことになり，この点，日本の報告のほうが早いようである。日本では1990年から神経性やせ症の再栄養症候群の報告[12-15)]が散見されるようになり，その後はここに示した症例3の報告[1)]のように注意を払いながら再栄養を始めたのに再栄養症候群を呈してしまったという報告が増える。そして，2012年の日本摂食障害学会のガイドライン[16)]となると再栄養症候群が小見出しで登場している。

　再栄養症候群の病態生理はおよそ次のようである[10)]。著しい低栄養状態ではエネルギー源として，脂肪酸やケトン体の消費が促進されており，インスリンの作用は抑制され，糖代謝は低下し，リンの尿中排泄は増加する。全身のリン総量は低下するが，血清レベルは正常域内に保たれている。つまり，採血ではリン不足を推し量ることは困難である。ここに再栄養の開始，すなわち炭水化物が豊富な栄養療法を導入すると，異化から同化へと代謝が変化する。インスリン分泌が増加し，細胞内の糖代謝が活発となり，糖の利用に伴ってリン酸，カリウム，マグネシウムが細胞内に取り込まれ，血中の電解質が動員されて，低リン血症，低カリウム血症，低マグネシウム血症となり，種々の代謝異常を呈する。とりわけリンが問題なのは，リンの枯渇が ATP（adenosine triphosphate）の不足を招き，全身において細胞レベルでのエネルギー不足状態をもたらしてしまうからである。このため，せん妄，けいれん，昏睡，脱力などの神経・筋症状，呼吸不全，不整脈や心不全など循

環器障害，肝不全，血液異常など，ほとんど全身のすべての臓器の障害が起こりうる[17]。またリンの欠乏によってヘモグロビンの酸素親和性を決定する 2,3-DPG（2,3-diphosphoglycerate）の形成も阻害されて，ヘモグロビンの酸素親和性が上昇するため組織が低酸素状態となることも多臓器不全の原因となる。

　症例3では1週間ほどかけて670kcalまで漸増するというようにかなり慎重に少量の栄養から始めているのにもかかわらず，再栄養症候群を来してしまった。問題は血中リン濃度が正常範囲にあったため，当初はリンの補給を行わなかったことである。上述のように血清リン値は全身のリンの充足状態を反映しないので，BMI 12kg/m^2 を切るような超低体重症例の場合には数値のいかんを問わず，リンの欠乏状態が起こっているとみて，リンの補給をしつつ栄養負荷する必要があったものと考えられる。

　われわれが症例3に遭遇したときには，急速な再栄養は危険があるという知識は共有されていたが，栄養の負荷法については手探り状態だった。

　この症例から10数年，再栄養症候群の存在が十分認知されるとともに，慎重な栄養投与が浸透したが，逆に慎重に過ぎるという事態も生じてきている。

③ 再栄養症候群か飢餓状態かの鑑別

　神経性やせ症は低体重そのものが生命の危機に直結しているために早急な治療を要するが，低体重の治療は病気の性格からして本人の協力を得られがたいことと，慣れていない精神科スタッフが身体的管理に従事しなければならないことに困難がある。かといって内科で治療を行うと精神科的対応に慣れていないスタッフが患者の操作性に振り回されることも稀ならずある。摂食障害に特化した施設が必要という意見[18] もあ

り，国は専門治療施設の整備に着手している[19]が，多くの施設では利用可能な医療資源でできるかぎりのことをしているのが現状であろう。

　当科における神経性やせ症入院例の統計では，10年間に71名を診療し，そのうちの27例（38%）の入院時のBMIが$12kg/m^2$未満であった[20]。BMI $12kg/m^2$は生命を維持できる限界[21]ともいわれており，重篤な身体合併症[22]の危険が高く，速やかに体重を増やしたいが，そこで懸念されるのが再栄養症候群である。BMI $12kg/m^2$未満で入院し，再栄養の段階で再栄養症候群か飢餓状態かの鑑別に苦慮した神経性やせ症[23]の症例を提示する。

● ● ● ● **症例4　18歳，女性**‥‥‥‥‥‥‥‥‥‥‥‥‥‥‥‥‥‥‥‥‥‥‥‥‥
　3人姉妹の長女として会社員の家庭に生まれた。
　幼稚園の頃から強風や雷を異様に怖がった。また普段通りの状況や手順が急に変わると混乱してしまうことがよくあった。小学校2年の時は一時的に不登校となっている。頑固で一度決めたことは何を言っても変えなかった。中学校のとき，「強い風や雨が怖い」「友人の輪には入れない」などと訴え，不登校となった。発達障害を疑われ，当院子どもの心の診療科を受診した。WISC−IIIでIQは99，下位項目に極端な凹凸はなく，診断閾下の広汎性発達障害傾向との診立てで，2回受診したのみである。
　小学校時代は肥満体型であった。偏食が多く，「どれだけ食べればいいかわからない」などとよく言っていた。やせたいなどと言うことはあったが，ダイエットをしたことはなかった。
　高校は通信制に進学した。高校3年生の9月頃（18歳）から「太るのが心配で食べられない」と訴え，間食をやめたところ，50kg台だった体重が，45kgに減少した。その後も体重は急速に減少し，11月には31kgとなった。12月下旬，自宅で測定したところ，25.9kgであったため，当科を初診した。「何を食べたらいいかわからない」「何が正しいかわからない」と訴え，体重を減らしたいとは思っていないが，太るのは怖いと述べた。危機的な体重であり，栄養補給については拒否的であったため，医療保護入院となった。
　身長は150.2cmで，体重は26.4kg，BMIは$11.7kg/m^2$であった。主要

な血液生化学的検査結果を挙げると，白血球 4,300/μL（3,500-8,100），Hb 14.2g/dL（11.3-15.2），TSH 3.00μU/mL（0.45-3.33），fT$_4$ 1.19 ng/dL（0.84-1.44），AST 669 U/L（11-30），ALT 995 U/L（4-30），Na 136mmol/L（136-148），K 4.1mmol/L（3.6-5.0），Ca 8.9mg/dL（8.8-10.1），Mg 2.3mg/dL（1.7-2,5），P 4.4mg/dL（2.4-4.6），血糖 73mg/dL であった。再栄養症候群の危険が高いものと考えられたため，リンとマグネシウムを付加した輸液管理のもと経鼻胃管にて経腸栄養剤を投与して 400kcal/日の栄養補給を行った。しかし低血糖発作が頻発し，第 3 病日には栄養を 500kcal に増量した。いったん低下傾向にあった肝酵素も下がりきらぬまま，第 10 病日には再び AST 441U/L，ALT 829U/L まで上昇がみられた。第 13 病日，内科にコンサルトしたところ，再栄養症候群の可能性から 300kcal/日の栄養に減量することを勧告された。しかし腹部に紫斑が出現，第 15 病日には心拍数が 40/分に低下し，ぐったりして全介助の状態となった。当科としては飢餓状態ではないかと内科に相談したが，内科医は再栄養症候群と判断し，第 19 病日には 175kcal/日の栄養制限が指示された。

第 20 病日には AST 2,070U/L，ALT 2,995U/L となった。他の検査所見は白血球 5,600/μL，Hb 8.1，血小板 13.3/μL（15.8-34.8），尿素窒素 32mg/dL，T. Bil 3.06mg/dL（0.40-1.50），D. Bil 0.07mg/dL（0.06-0.23），γGTP 446U/L（<45），Na 139mmol]dL，K 3.6mmol/L，Ca 7.9mg/dL，Mg 2.3mg/dL，P 3.6mg/dL であった。腹部超音波検査で脂肪肝を示唆する所見はなかった。当科のカンファレンスで合議の上，方針転換を決定し，500kcal/日に栄養を増やして，以後，漸増することとした。肝酵素は第 20 病日をピークに低下，第 37 病日に 1,200kcal に増量するまでに体重は 34.0kg となった。その後，低アルブミン血症に基づくと思われる浮腫を呈して内科にコンサルトしたりはしたものの，患者は特に抵抗なく出された食事を摂り，体重は回復していった。栄養指導や生活指導を行い，第 97 病日，33.9kg（BMI 15.0kg/m^2）で退院した。

その後の経過は良好である。約 2 年後，通信制高校を卒業し，大学に進学した。

自閉スペクトラムの傾向はあるが，自閉スペクトラム症とは診断できない程度であり，神経性やせ症としては特殊な病像ではない。およそ

2ヵ月の間に20kgほどの体重減少をみており，家族が疾病否認的な構えから脱せずにいるうちに危機的な体重になってしまったのだろう。

　このような超低体重症例では，当然，再栄養症候群に注意しなければならない。再栄養症候群の発症を念頭においてリンを補給しつつ，慎重に栄養を入れていったが，それにもかかわらず，肝酵素の上昇が生じた。これが飢餓による肝機能障害なのか，再栄養症候群による臓器不全なのか見極めがつかず，内科にコンサルトすると，再栄養症候群が疑われて，さらに栄養制限の指示が出されることになった。しかしその間も低血糖が頻発し，全身状態も悪化し，生命の危険を感じざるを得なかった。

　この時点で，エネルギーは糖が主体で，頻繁に低血糖を来しており，インスリン分泌も多いと考えられるが，血清リン，カリウム，マグネシウムの低下がみられていないこと，栄養量を増量していないのに肝酵素の上昇が生じていること，腹部エコーで脂肪肝の所見がみられていないことなどから，再栄養症候群ではなく飢餓状態ではないかと考えた。低血糖は糖の異化が進行しているのに糖が不足していることを示し，電解質の正常値は糖の利用による電解質の枯渇がまだ起こっていないこと，すなわち再栄養症候群の病態ではないことを示す。血清電解質の値は全身の枯渇状況を必ずしも反映しないが，急速に糖異化が進んで電解質が動員されれば，血中の電解質も低下してくるとみてよい。そして，再栄養過程における肝脂肪変性では肝酵素の上昇は稀で，超音波検査による脂肪肝の所見によって飢餓とは容易に鑑別できる[24]とされる。まとめると，1．頻回の低血糖，2．血清電解質低下のないこと，3．肝酵素の上昇の組み合わせは，再栄養症候群ではなく飢餓状態を示す所見であると考えられる。

　症例4においては，この点を指摘して内科医に相談したものの，再栄養症候群だという内科医の考えは変わらなかった。われわれもこの時は確信を持って根拠を示して主張する準備がなく，コンサルトした医師の

意見を無視するわけにもいかないというジレンマに陥った。精神科病棟への入院患者である以上，最終判断は精神科が下すべきであるが，再栄養症候群か飢餓状態かという判断は，それに基づく治療方針が投与栄養量を増やすか減らすかという正反対の対処を導くわけで，悩ましいことであった。しかもゆっくりと様子をみて考えている余裕はないのである。

　こうした事態に陥りがちな日常診療を鑑みるに，「精神科医でも実践可能な身体治療の診療プログラム」[19]という栗田らの考想に身体科医との葛藤を回避しようというニュアンスを感じるのは深読みであろうか。精神科医として，再栄養症候群以外にも重篤な合併症を呈したら身体科医に診療応援を頼まねばならないのであって，彼らとは良好な関係を保っておきたい。しかしながら，いまや飢餓状態の患者に再栄養する臨床経験は内科医といえども豊富とは言えまい。そこで担当主科である精神科がカンファレンスをへての治療方針決定として，飢餓状態との診立てのもと，栄養増量に治療方針を転換し，事なきを得た。

❹ 超低体重症例への栄養投与

　症例4からほどない時期に経験した類似の経過の症例[23]を次に提示する。

● ● ● 症例5　39歳，女性‥‥‥‥‥‥‥‥‥‥‥‥‥‥‥‥‥‥‥‥‥‥‥‥‥‥‥‥‥
　公務員の家庭に一人っ子として生まれた。成長発達に特記すべきことはない。小学校の頃はいわゆる優等生タイプ，真面目で他人に気を遣う子だった。
　中学校に入ってから摂食量が徐々に減少した。全く給食を食べなくなり，食事を睨んでいる状態となって，14歳の時，小児科に1週間入院した。その後，しばらくカウンセリングが続けられたが詳細は不明である。当時の体重は37kgほどであった。高校，大学と進学するも，体重は30kg程

度で推移していた。大学で資格を取って，職場を転々としつつも専門職の仕事を 10 年ほど続けた。

　33 歳時，低血糖状態のために救急搬送が頻繁となり，総合病院心療内科に半年ほど入院した。この間体重は 24kg から 26kg に増えただけであったが，本人の強い希望で退院となった。低体重は続き，自宅でひきこもった生活を続けていたが，38 歳の 4 月，家庭の引っ越しとともに，近隣の精神科病院に転医した。この時，身長 157.4cm，体重 26.7kg（BMI 10.8kg/m^2）であった。入院治療が必要と考えられたが，患者は頑なに拒否し，家族も巻き込まれていて患者の意志に反した入院には踏み切ろうとしなかった（父は患者が死んでもやむを得ないという諦念に陥っていた）。体重は減少し，12 月には 24.7kg となった。39 歳の 4 月に嘔吐したのを機にほとんど摂食しなくなり，5 月上旬には 22.4kg となって，ようやく家族も本人の意に反した入院に同意した。当科に入院の要請があり，医療保護入院となった。

　【治療経過】入院時の身長は 157.4cm，体重は 20.7kg，BMI 8.36kg/m^2 で，主要な血液生化学的検査結果を挙げると，白血球 2,300/μL，Hb 10.7g/dL，TSH 8.66μU/mL，fT$_4$ 1.21ng/dL，AST 202U/L，ALT 239U/L，Na 131mmol/l，K 3.8mmol/L，Ca 8.0mg/dL，Mg 2.4mg/dL，P 3.0mg/dL，血糖 50mg/dL であった。

　直ちにリンとマグネシウム補給を含む輸液管理のもと経腸栄養剤の経口摂取の併用を開始した。患者は優等生的な態度で治療に従ったが，身体状況の深刻さの認識はなく，25kg になったら退院すると主張していた。入院第 2 病日，身体管理について内科にコンサルトしたところ，再栄養症候群の危険を慮って，英国国立医療技術評価機構（NICE）のガイドライン[25]に沿って，5 〜 10kcal/kg/日，すなわち 100 〜 200kcal の投与が推奨された。しかしそれでは過少であろうという当科の独自の判断で，450kcal/日の投与とした。それでも低血糖発作が頻発し，第 8 病日には 600kcal/日に増量したが，この日の検査で AST 522U/L，ALT 474U/L と上昇がみられ，患者もぐったりとした様子だった。再栄養症候群を疑い，第 9 病日の栄養量を 300kcal/日に下げた。低血糖発作を抑制するために，第 10 病日，経鼻胃管を挿入し，栄養および糖加電解質液の持続注入[26] に切り替えた。腹部超音波検査で脂肪肝を示唆する所見はなかったが，肝酵素の上昇が再栄養症候群によるものか，飢餓状態によるものか判別しがたく，内科

に相談したところ，栄養量の減量を勧告された。しかし症例 4 の経験も踏まえて，飢餓状態とみて栄養量を増やしていく方針に転換し，第 11 病日には 440kcal とし，第 21 病日までに 900kcal に増量した。肝酵素は第 13 病日の AST 1,252U/L，ALT 1,075U/L をピークにして減少した。血清無機リンは第 15 病日の 2.2mg/dL が最低で，あとは 3 台を保っていた。

　身体的危機を脱したところで行動制限療法を導入し，29 〜 30kg まで体重は増えたものの，その後，伸び悩んだ。入院も長期化したため，27kg を切ったら再入院という限界設定のうえ 29kg で第 194 病日に退院とした。

　近医である C 総合病院精神科に通院したが，体重が減っても「入院するくらいなら死を選ぶ」といって拒否し，体重は 22 〜 23kg で推移した。退院から 6 ヵ月後，低血糖（9mg/dL）による意識障害で当院救急部をへて内科に入院，肺血栓栓塞症などの併発症の治療ののち第 78 病日，23.0kg で当科に転科し，行動制限療法で 35kg を越え，第 185 病日に退院した。

　症例 5 は高校以降 BMI 12kg/m^2 程度でずっと生活してきた遷延例ながら，中学生のときに医療的関与があったのみで，33 歳まで医療機関にかかることはなかった。その後も外来治療ではいかんともしがたいものの，「入院するくらいなら死を選ぶ」というほど体重増加への忌避が強く，それに巻き込まれた家族は強制的治療には消極的で，目に見えて危険な状況になるまで手をこまねいていた。1 回目の入院では BMI 8 kg/m^2 台からなんとか再栄養症候群を起こさずに治療できたものである。経過からして，BMI 12kg/m^2 弱で退院させざるを得なかったが，退院後ふたたび体重を減らして重篤な身体合併症を呈してしまったという難治例である。

　超低体重症例の栄養療法として，栗田[27] は，5 〜 10kcal/kg/日という NICE のガイドライン[25] では体重が 20 〜 30kg ならば 100 〜 300 kcal/日というかなり少量の栄養になってしまうことから，日本摂食障害学会のガイドライン[16] の推奨する上限値である 600kcal で開始することを推奨している。NICE のガイドライン[25] にしても 5 〜 10kcal/kg/日はあ

くまで開始量であって，引き続く増量のほうに重点をおいて考えねばなるまい。また，Hofer らは 10kcal/kg/日から開始し，リン，マグネシウム，カリウムを補いつつ，10 日目までに 20 〜 30kcal/kg/日に増やす方法で，BMI が平均 13.7kg/m^2 の 86 例を治療し，明らかな再栄養症候群に陥った症例はなかったと報告している[28]。

　例えば 40kg の患者が 20kg に体重減少した場合，重量は半分になったとしても，細胞数や細胞内器官，酵素の量などが必ずしも半減するわけではないことを考えれば，投与栄養量を制限するにしても自ずと下限があることが推測される。栗田[27] によればそれが 600kcal ということになる。Garber らの総説によれば，きめ細かい医学的モニタリングと電解質の補正のもとでは，高めのカロリーによる再栄養と再栄養症候群の発症に相関はみられなかった[29]。摂食障害アカデミーのレポートでは「再栄養のペースに関して過度に慎重になることは，さらなる体重減少を招いたり，予後を悪くしたり，治療効果の発現を遅らせるだけでなく，重篤な栄養不良患者を死に至らしめる危険性がある」とし，厳重な監視下で 1,600kcal で始めるという方法が示唆されている[30]。超低体重症例の再栄養は 600kcal，あるいはさらに高カロリーが推奨される情勢となっているようである。おそらく糖代謝に際して利用される電解質をきちんと補うことができていれば，糖質は 1,600kcal など通常の栄養に近い量を負荷しても再栄養症候群にはならないのではないかと推測される。

　超低体重で入院し，慎重な栄養投与を行ったものの肝酵素が上昇するなど全身状態の悪化を来し，再栄養症候群か飢餓状態かで内科と意見が相違し，方針決定に苦慮した神経性やせ症 2 例を提示した。再栄養過程で肝酵素の上昇が起こった際，低血糖の頻発，電解質の正常，脂肪肝の不在は再栄養症候群ではなく飢餓を示唆するものと考えられる。超低体重症例においては，頻回のモニタリングと電解質の補正のもと，従来推奨されているより高めの栄養を投与することでこのような危機的状況を

脱し得るものと思われる。

【　文　　献　】

1 ）笠井麻紀子，岡島美朗，高野英介ほか：Refeeding syndrome（RS）を呈した神経性無食欲症— RS の予防と治療—．精神経誌，111；388-397，2009.

2 ）Matzkin, E., Curry, E.J. and Whitlock, K.：Female athlete triad：Past, present, and future. J. Am. Acad. Orthop. Surg., 23；424-432, 2015.

3 ）唐木美喜子，高宮靜男，川添文子：摂食障害とスポーツの関連を探る—運動部顧問，養護教諭，一般教員を対象とした調査結果からの検討—．子の心とからだ，23；271-278，2014.

4 ）柴田明彦：治療経過から見た，神経性無食欲症の中・長期経過に関する臨床精神病理学的考察．精神経誌，104；656-689，2002.

5 ）Weinsier, R.L. and Krumdieck, C. L.：Death resulting from overzealous total parenteral nutrition：The refeeding syndrome revisited. Am. J. Clin. Nutr., 34；393-399, 1981.

6 ）Powers, P.S., Fernandez, R.C. et al.(ed.)：Current Treatment of Anorexia Nervosa and Bulimia. Karger, A.G., Basel, 1984.（保坂秀夫，高木州一郎監訳：神経性食欲不振症・過食症の治療．医学書院，東京，1989.）

7 ）玉井一，小林伸行編：摂食障害の治療指針．金剛出版，東京，1995.

8 ）Vandereycken, W. and Meermann, R.：Anorexia Nervosa：A Clinician's Guide to Treatment. Walter de Gruyter, Berlin, 1984/1991.（末松弘行監訳，大林正博，熊野宏昭ほか訳：アノレクシア・ネルヴォーザ—臨床家のための治療ガイドブック—．中央洋書出版部，東京，1991.）

9 ）Sherridan, P.J. and Collins, M.：Potentially life-threatening hypophosphatemia in anorexia nervosa. J. Adolesc. Health Care, 4；44-46, 1983.

10）Solomon, S.M. and Kirby, D.F.：The refeeding syndrome：A review. J. Parenter Enteral Nutr., 14；90-97, 1990.

11）Kohn, M.R., Golden, N.H. and Shenker, I.R.：Cardiac arrest and delirium：Presentations of the refeeding syndrome in severely malnourished adolescents with anorexia nervosa. J. Adolesc. Health, 22；239-243, 1998.

12）吉川恵次，松原要一，佐藤信昭ほか：静脈栄養により refeeding syndrome に陥った神経性食思不振症の1例．外科と代謝・栄養，24；620-627，1990.

13）前原潤一：重度低栄養状態の神経性食思不振患者に静脈栄養を中心とする慎重な栄養療法開始後，Refeeding syndrome を呈した1例．心身医学，35；619-620，1995.

14）武田吉正，長野修，片山浩ほか：神経性食思不振症から Refeeding Syndrome に陥り多臓器不全を呈した1例．ICU と CCU，20；505-511，1996.

15）今泉均，鈴木英信，七戸康夫ほか：保存血清の検討から急性心不全の原因を refeeding syndrome と診断した神経性食思不振症の1症例．集中治療，11；

91-96，1998.

16）日本摂食障害学会監修，「摂食障害治療ガイドライン」作成委員会編：摂食障害治療ガイドライン．医学書院，東京，2012.

17）Crook, M.A. : Refeeding syndrome : Problems with definition and management. Nutrition, 30 ; 1448-1455, 2014.

18）Gentle, M.G., Pastorelli, P., Ciceri, R. et al. : Specialized refeeding treatment for anorexia nervosa patients suffering from extreme undernutrition. Clin. Nutr., 29 ; 627-632, 2010.

19）栗田大輔，竹林淳和：神経性やせ症に対する包括的入院治療プログラム―静岡県摂食障害診療ネットワークの構築―．精神経誌，120 ; 85-92，2018.

20）齋藤慎之介，吉成美春，小林聡幸：精神科病棟における超低体重神経性無食欲症の臨床的検討―2004年 1 月から2013年12月までの10年間に経験した症例をもとに―．精神科治療学，32 ; 1105-1114，2017.

21）Henry, C.J. : Body mass index and the limits of human survival. Eur. J. Clin. Nutr., 44 ; 229-335, 1990.

22）Saito, S., Kobayashi, T. and Kato, S. : Management and treatment of eating disorders with severe medical complications on a psychiatric ward : A study of 9 inpatients in Japan. Gen. Hosp. Psychiatry, 36 ; 291-295, 2014.

23）小林聡幸，佐藤謙伍，小林祐介ほか：再栄養症候群か飢餓状態かの鑑別に苦慮した超低体重神経性やせ症の 2 例．総病精医，30 ; 359-364，2018.

24）Rosen, E., Bakshi, N., Watters, A. et al. : Hepatic complications of anorexia nervosa. Dig. Dis. Sci., 62 ; 2977-2981, 2017.

25）National Institute for Health and Care Excellence : Nutrition support for adults : Oral nutrition support, enteral tube feeding and parenteral nutrition, Clinical Guideline [CG 32], 2006 (last updated 2017). (https://www.nice.org.uk/guidance/cg32)

26）岡田剛史，佐藤謙伍，小林祐介ほか：最重度神経性無食欲症の栄養管理に糖加電解質液の持続経腸投与が有効であった 2 例．総病精医，28 ; S-142，2016.

27）栗田大輔著，森則夫監修：精神科医もできる！拒食症身体治療マニュアル．金芳堂，東京，2014.

28）Hofer, M., Pozzi, A., Joray, M. et al. : Safe refeeding management of anorexia nervosa inpatients : An evidence-based protocol. Nutrition, 30 ; 524-530, 2014.

29）Garber, A.K., Sawyer, S.M., Golden, N.H. et al. : A systematic review of approaches to refeeding in patients with anorexia nervosa. Int. J. Eat. Disord., 49 ; 293-310, 2016.

30）Academy for Eating Disorders : Eating Disorders : Guide to Medical Care. 3rd ed. Academy for Eating Disorders, Reston, VA, 2016.（日本語版：日本摂食障害学会訳）(https://www.aedweb.org/learn/publications/medical-care-standards)

第 2 章

重篤な身体合併症と身体の語り

齋藤慎之介

1 精神と身体の境界領域

　身体的に重篤な状態にある摂食障害患者の治療は難しいといわれる。では，なぜ難しいのか。それは，精神面と身体面の両者を扱わなければならないからである。

　精神科医はその身体的状態ゆえに受け入れを躊躇してしまう。そこには，精神科医も精神科病棟のスタッフも身体面の管理に不慣れというテクニカルな問題もあるが，病棟の人員配置数が他科と比べはるかに制限されているというマンパワーの問題も絡んできている。一方，内科・外科などの身体科は"摂食障害"という精神疾患であるゆえに受け入れを拒否する。「"摂食障害"という診断がついている以上は，精神科が受け入れるべきでしょう」という言葉を，精神科医は一度ならず投げかけられたことがあるのではないだろうか。その言葉の裏には，理解困難なものへの恐れや，かつて摂食障害患者の逸脱行動に翻弄された苦々しい経験が潜んでいる場合もあるかもしれない。身体的に重篤な状態にある摂食障害患者は，精神科と身体科の境界領域にぽとりと落ち，誰もが助けの手を差し伸べようとすることを躊躇してしまうような病態なのである。

　それゆえ，このような患者の治療は，大学病院や総合病院精神科など特定の施設に集中せざるを得ない。逆にいうと，精神科救急や単科精神科病院を中心に精神科医としてのキャリアを組み立てていくと，激しい精神運動興奮や逸脱行為を呈したような状況は別として，摂食障害の治療に携わる機会はほとんどなくなってしまうと思われる。

　このように，摂食障害の治療は，特定の医療機関が扱うべき特別な病態であると考えると，本書を，摂食障害治療に日常的に携わることはない，精神科医，心療内科医，研修医に向けて提供することは意味のないことのように思われるかもしれない。

　いや，そのようなことはないだろう。全国的な総合病院精神科の減少や，本邦における摂食障害の専門的治療施設の不在は，特定の施設だけでの対応を困難にしつつある。京都市では平成 25 年より，大学病院などの有床総合病院精神科に，患者が集中し負担が過重なものとなり，対応困難な患者が増加してきたために，大学病院が関係の単科精神科病院と協力体制を作り，身体的リスクの低い患者を単科精神科病院で受け入れ始めている[1]。ほかにも，コンサルテーション-リエゾンで関わる症例や，他の精神疾患との合併例など，多くの精神科医にとって，摂食障害の精神的・身体的側面を扱う機会が少なくなることはないだろう。

　筆者が以前所属し，診療と研究を行っていた自治医科大学附属病院（以下当院）は，1,132 床と 46 の専門科を擁する総合病院である。成人の精神科病棟は 41 床を持ち，栃木県内のみならず近隣の他県からも，重篤な身体的状態を呈した摂食障害患者を積極的に受け入れ，治療を行ってきた。そこで本章では，その治療経験の蓄積から，精神科の後期研修医，日常的に摂食障害治療に携わる経験の少ない精神科医あるいは救命治療に携わる内科医・外科医・救急医にとって，「明日からの診療に直接役立つような」知見を提供することを目的としたい。

　とはいえ，摂食障害の身体合併症やその治療を扱った，優れた教科

書やガイドラインはすでに存在する。本章の議論はそれらに大きく依
拠してはいるが，そこに屋上屋を架すように，個別の身体合併症を挙
げたり，それへの標準的な対処法を網羅的に論じたりはしない。個別
の症状や検査を追っていたのでは見落としてしまうような「盲点」，そ
してそれらの症状や検査所見を系統的に取り扱うための「考え方」を
示したい。ただし，本章で扱う摂食障害は，神経性やせ症（anorexia
nervosa：AN）に限定することとする。それは，身体的に重篤な状態を
呈し入院治療を必要とする摂食障害の多くは AN であるという事情を
考慮してのものである。

　なお，身体的に重篤な症例の場合，身体医学的・生物学的な議論が中
心となり，心理面への対応の優先度が低くなるのはやむを得ないことで
ある。だが，身体的治療の中に精神療法的な配慮を込めることは，不可
能ではないし，必要なことでもある。このような状況でこそ，精神科医
としてのアイデンティティが際立ってくるといっても言い過ぎではな
い。この点については本章の後半で論じたい。

2　重篤な身体合併症

1. 頑強だが脆弱（robust-yet-fragile）な身体

　病院内や街中で見かける彼女（彼）らは，一目でそれ（摂食障害）と
わかることが多い。蒼白く血の気のない皮膚，その皮膚の下に骨のかた
ちが透けて見える顔，骨と皮だけの異常に細い手足は，異様な印象を見
る人に与えるからである。風が吹けば倒れて粉々に砕けてしまうのでは
ないか，あんな体でどうやって生活しているのか，などといった周囲の
心配をよそに，本人は何ら気にしている様子はない。彼女（彼）らは，
何よりもその「脆弱さ」において際立っているといえる。これは一般人
や家族だけでなく，精神科医であってもそのような印象を持つだろう。
では彼女（彼）らは，本当に脆弱なのであろうか？　一般に人間の生存

可能な体重の下限は，BMI で 10 〜 12kg/m^2 と考えられている[2, 3]。これを知って，日常的に摂食障害患者の診察を行っている医師は，軽い驚きを抱くだろう。慢性的な AN で，BMI 10kg/m^2 前後であるにもかかわらず，普通に病棟で生活し治療を受けている患者は，決して珍しくはないからである。他の疾患で同じレベルにまで衰弱した患者と比較すると，AN 患者の特異性が際立ってくるだろう。AN 患者を診察すると，衰弱しているにもかかわらず，エネルギー水準は保たれており，また身体的愁訴も少ないことに驚くことが多いのである。

　極端なたとえになってしまうが，厳密に自己の身体をコントロールすることで人間の身体能力の限界に挑み，そしてそれを超越している点で，オリンピックを目指すようなアスリートの身体に匹敵するといえるのではないだろうか。逆説的に，彼女（彼）らは，慢性的で高度な低栄養状態にも適応することができる，「頑強な」身体の持ち主であるという見方もできる。

　後にも説明するが，AN 患者の身体は，慢性的な低栄養状態と折り合いをつけることにより，正常人とはかなり偏位した場所で，安定化しホメオスタシス（恒常性）を維持している。そのため，普段と変わりのない日常生活が繰り返される限りは，人間の限界を遥かに超えた「頑強さ」を発揮することになる。しかしながら残念なことに，このホメオスタシスは，ごく狭い範囲で維持されているものなのである。ここにこそ彼女（彼）らの本当の「脆弱さ」がある。ささいな変化に対して一瞬で破綻してしまうことがある。一般的に AN 患者は変化を非常に嫌う傾向にあり，「定時発車，定時到着のわが国の列車の運行」[4] にたとえられるような強迫性を持つことは，部分的にはこのような身体特性に由来するのかもしれない。

　このような視点からすると，AN 患者の身体特性をひとことでいうと「頑強だが脆弱（robust-yet-fragile）」[5] な身体という表現がぴったり当てはまる。AN の身体合併症において重要なのは，「頑強さ」の裏にあ

る，彼女（彼）らに特異的な「脆弱さ」を理解して治療にあたることなのである。

　教科書やガイドラインには AN の身体合併症が網羅的に記載されているが，その数の多さに，実際に患者を前にした時どこからどのように手をつけたらよいのか戸惑うことがあると思われる。そこで，AN の身体合併症の管理・治療を行う際には，以下の 3 つの観点から身体合併症を区別することが有用である。

　それは，1）正常とは偏位した地点で安定化しホメオスタシスを維持していることを反映する所見，2）このホメオスタシスの破綻により生じた合併症（再栄養症候群〔refeeding syndrome〕など），3）AN の病態には直接起因しない合併症（感染症，外傷など）の 3 つである。

2. 偽りの安定化を反映する所見

　AN におけるさまざまな医学的事実は，この病態が慢性的な低栄養状態と折り合いをつけるようにして，（身体医学的に）正常な人とは大きく偏位した地点で安定化していることを示唆している。

　当然のことながら，身体所見，バイタルサイン，種々の臨床検査は，正常な身体を想定して基準範囲を定めている。それゆえ AN 患者にこれらの基準が適用されると，多くの点で「異常」と判断され，その「異常」にはさまざまな病態名や診断が与えられ，「身体合併症」として議論の対象となる。具体的にこのような「身体合併症」には，低体温，低血圧，徐脈，白血球減少，貧血，血小板減少，肝機能障害，電解質異常，低血糖，高コレステロール血症，甲状腺機能障害（低 T_3 症候群），無月経，骨粗鬆症などが挙げられるだろう。

　これらの「異常」の根本的な治療法は，体重や栄養状態を回復させることである。実際の臨床では，体重が回復するのにつれて，これらの異常所見は正常化していくことを観察することができる。そして，治療が

うまくいった場合，患者は正常とみなされる範囲内で，新たな安定化を確立することとなる。この事実は，これらの異常あるいは身体合併症が，慢性的な低体重・低栄養状態に対する身体の「反応」，あるいはその状態の結果としての「現象」に過ぎないことを示唆している。さらに一歩進めていうと，AN の身体という立場からみて正常であることを示す所見である。

　AN 治療の大きな目標の一つは，正常から大きく偏位した地点での安定化，すなわち偽りの安定化から，正常範囲内での安定化へ導くことである。その際，重要なのは，根本的な治療は体重を回復させることであって，そこから目を背け，低体重・低栄養によって生じた「反応」あるいは「現象」だけを追いかけることは避けなければならないということである。

　また，それらの「反応」「現象」の中から，緊急的な医学的介入が必要なものを見分けることも重要となってくる。これは医学的対応の優先順位をつけたり，他科専門医へのコンサルテーションのタイミングを見定めたりする上でも不可欠となってくる。

　なお，短期的な視点で最も緊急性が高いのは，**電解質異常**であると考えられる。特に**低カリウム血症**は，心原性の突然死を引き起こし得るリスクの高い病態である。AN の死亡例の少なくとも 1/3 は心原性のものだと推測されており[6,7]，血清 K<2.3mEq/L の状況下で torsade de pointes や心室細動が起こり得ることが指摘されている[8,9]。したがって，電解質異常に関しては内科専門医と緊密な連携の中で，早急に対応することが必要であるといえよう。

　偽りの安定化を反映するような個々の異常所見については，多くの場合個別に専門的な対応が必要となることは多くはない。そのため，この病態について理解することは意義が少ないと思われるかもしれない。いや，そのようなことはない。それは，このような病態を舞台として，この次に論じていくような重篤な合併症が生じると考えられるからであ

る。合併症の直接的な原因にはならないとしても，その準備因子あるい
は促進因子として非常に重要な位置を占めてくるからである。

3.　ホメオスタシスの破綻により生じた病態

　AN は，正常とは異なった地点で安定化しているが，重要なのはそこ
でのホメオスタシスがごく狭い範囲で維持されているということであ
る。そのため変化の少ない環境では高度に安定化を維持することができ
るが，突発的に加えられた環境の変化に対しては脆くも崩れてしまうこ
とが少なくない。もちろん，やせや低栄養の進行自体が，なんとか維持
していた身体状況を破綻させる要因としては大きく，さまざまな身体合
併症を生じさせるのはいうまでもない。治療者として悩ましいのは，身
体医学的な治療自体が，そのホメオスタシスを破綻させ，生命的危機に
陥れる要因となり得ることである。

　本章では特に AN の体液量ホメオスタシスとその破綻に注目して議
論していきたい。

　われわれの身体の 60％は水であり，その 2/3 は細胞の中にある細胞
内液（intracellular fluid：ICF）といわれ，1/3 は細胞の外にあって細胞
を取り囲む細胞外液（extracellular fluid：ECF）といわれる。電解質に
ついては，ICF は主にカリウム（K），リン（Pi）で構成され，ECF は
ナトリウム（Na）とクロール（Cl）で構成される。そして，身体を囲む
外の環境に対して，細胞を取り囲む ECF は身体の中の環境，「内部環
境 milieu interieur」といわれる。この内部環境，すなわち ECF の量や
（そこに含まれる電解質の）組成が，身体を囲む外環境の変化に対して
常に一定に保たれることが，生命の維持に最も重要となってくる。

　この内部環境のホメオスタシスが破綻する病態の中で，AN 治療にお
いて最も重要なのは再栄養症候群である。それまでごく低栄養の環境下
で営まれていた身体が，急激に高栄養の環境にさらされることによっ
て，特に Pi，K，マグネシウム（Mg）といった電解質のホメオスタシ

スが破綻してしまうことが，この症候群の本態であるからである[10,11]。
この病態については第1章で詳しく議論されるため，この章ではこれ以
上の議論は省く。

　本章で扱いたいのは，脱水あるいは溢水のような，体液量ホメオスタ
シスが破綻してしまう病態である。ANは，治療的介入を含めたさまざ
まな環境の変化によって，容易に体液量ホメオスタシスが破綻し危機的
状況に陥るため，具体的な症例を提示しつつ以下に論じていきたい。

●●●● 症例6　入院時20歳代前半女性
診断：神経性やせ症・制限型……………………………………………

　X−1年夏頃，水着を着ることを意識してダイエットを開始した。そのとき
きの体重は45kg（BMI 17.7kg/m^2）であった。同年12月より月経が止ま
り，X年11月頃より食欲がなくなり，液体を飲み込むことも困難となっ
た。X年12月初旬に当院総合診療内科を初診し，摂食障害が疑われた。
そのため当科に診察依頼があり，25kg（BMI 9.9kg/m^2）と重度のやせが
認められたため当科に緊急入院した。

　血液検査上，尿素窒素（BUN）40mg/dL，クレアチニン 0.56mg/dL，
AST 68mU/mL，ALT 135mU/mLと脱水および肝機能障害を認めたが，
患者に経口摂取の希望が強かったため，点滴は行わず経過観察を行った。
入院6日目の朝，Japan Coma Scale 300と急激に意識レベルが低下し，
血液検査上肝機能障害の増悪（AST 320mU/mL，ALT 449mU/mL）およ
び高アンモニア血症（140μg/dL）を認めた。血液検査や頭部CT所見にお
いて，他に意識障害の原因となり得る原因を認めないため，高アンモニア
血症による肝性脳症と診断し，肝不全用アミノ酸製剤の経静脈的投与が開
始されたが，翌日の入院7日目の朝に心停止した。心肺蘇生が行われたが
反応なく，同日死亡退院した。死因としては，脱水，肝機能障害に伴う高
アンモニア血症が考えられた。剖検は施行されなかった。

　症例6は，入院時に重度の低栄養と脱水が認められたものの，患者の
希望により経口摂取だけで加療を行っていたところ，急激に高アンモニ
ア血症を伴う肝機能障害，肝性脳症が出現し，入院後1週間の経過で死

亡した。入院前から水分を含めた経口摂取が困難であった状況を考慮すると，脱水の補正など全身状態の安定化を優先すべきであったと考えられる。

　Okabe[12] は，心療内科病棟に入院した，20 例の標準体重の 60％未満（BMI 12.7kg/m^2 未満）の AN の治療経過を報告している。そのうち 1 例は脱水と飢餓による死亡，1 例は低血糖性昏睡と肺炎を呈し，残りの 18 例は重篤な身体合併症なく経過したとしている。Okabe はこの死亡した症例について，脱水（BUN 56.4mg/dL）と飢餓で入院 3 日目に死亡したと経過を述べ，急性期に経静脈的な補液を行っていれば不幸な転帰は回避することができたはずだと考察している。そして，脱水を示唆する入院時 BUN 値が，身体的状態の重症度を反映する可能性を示唆している。

　症例 6 が示した，経口摂取の希望・補液の拒否は，治療への意欲なのか拒否なのか判断が難しく，このような症例の場合には精神科では，まず 1 週間程度患者の意向に沿った治療を行うことが多い。しかしながら，本例ではこの 1 週間が致命的となった。重度の低体重（BMI 9.9kg/m^2）と BUN 高値（40mg/dL）といった身体的リスクの高さを考慮すると，精神科病棟で加療すべきであったかどうかについても，議論の余地がある症例であるといえる。

　経口摂取量の低下のみならず，利尿薬の濫用，急性胃腸炎などの感染症，自己誘発性嘔吐などさまざまな誘因によって容易に脱水症状を呈する AN 患者は少なくない。したがって AN の身体管理においては，常に脱水状態に注意しなければならない。

　治療者にとって悩ましいのは，逆に AN の身体的治療において過剰な補液による溢水も容易に起こりやすいという点である。Chu ら[13] は，ACUTE センター*1 という摂食障害の身体合併症に対する専門施設での治療経験から，他施設からの紹介患者の中には，著明な浮腫のため，しばしば，まず 10 〜 20 ポンド（約 4.5 〜 9 kg）の利尿をしなければ本

来の治療（体重回復）に入れない者がいると述べ，摂食障害の非専門家による治療においてよくみられる誤りは過剰な経静脈的な補液であると指摘している。高橋[14]も，救急医療や重症例の初期治療の経験から，AN患者が補液によって容易に溢水状態になり，血液の希釈，心不全あるいは胸腹水を生じる危険性を指摘しており，輸液量は必要最小限（500～1,000mL/日）に留めるべきだとしている。

　このようにANでは，体液量ホメオスタシスが破綻しやすいのである。AN患者において体液量の調整が機能不全に陥りやすいことについては，50年以上前からすでに認識され，たびたび報告がなされている[15-18]。とはいえ，この体液量調整におけるAN患者の「脆弱さ」については，現在の摂食障害治療において注意して取り扱われることが少ないので，ともすると「盲点」になり得るものだと考えられる。

　治療的観点からは，特に急性期は，バイタルサイン，体重変化，身体所見，血液検査・尿検査所見，胸部レントゲン，超音波所見，水分や電解質のin-out balanceを参考に，体液量や電解質といった内部環境を適切に維持することが，身体的治療の要であると考えられる。また，意識障害が存在したり行動制限下にあるために，脱水に対し適切な代償行動を行うことができない患者においては，医療者の側で，口渇，不快感，意識障害，不眠などの非特異的症状から脱水の存在を疑うことが必要となる。

4. 神経性やせ症の病態には直接起因しない合併症

　経過の中で，ANの病態に直接起因するわけではないが，それを準備因子あるいは促進因子として生じる偶然の合併症が生じ得る。具体的に

---

*1　Acute Comprehensive Urgent Treatment for Eating Disorders（ACUTE）center の略。米国のDenver Health Medical Center に2008年に設置された，ANによる重度の低栄養状態や神経性過食症による重度の電解質異常の医学的治療を専門とした，5床のベッドを有する専門施設である。ACUTE center は17歳以上の，慢性の低栄養や再栄養に関連する身体合併症患者を受け入れている。

は，種々の感染症，外傷および消化管破裂や気胸といった組織損傷など
がこれに該当する。

　このような身体合併症のうち，最も重要で遭遇する頻度が高いのは感
染症である。具体的な症例を提示した後に議論を行いたい。

● ● ● ● **症例7　入院時 20 歳代後半女性**
　　　　　　診断：神経性やせ症過食・排出型……………………………
　既往歴として，心室中核欠損症を幼少時から指摘されていたが，臨床症
状はなかった。
　17 歳頃より拒食，体重減少が認められ，その後過食嘔吐に転じた。X 年
2 月に感冒に罹患した後に，全身倦怠感が持続し，4 月頃には急に両下肢
に浮腫が出現し，脱力し屈伸ができなくなった。体重 32.5kg（BMI 12.5
kg/m²）という重度の低体重，下肢筋力の著しい低下，肝機能障害（AST
167mU/mL，ALT 349mU/mL）を認めたため 9 月下旬に当科に入院した。
　入院時は脱水症状が著しく意識混濁も認められたため，補液を行い経鼻
胃管から栄養投与を開始した。
　入院 32 日目に頭痛が出現し，同時に 38℃前後の発熱が出現した。呼吸
器，尿路，消化器に臨床所見を認めず，項部硬直も認めなかった。採血で
は，CRP の上昇や核の左方移動を認めず，白血球数は 2,000/μL と低値
であった。
　入院 39 日目に白血球数が上昇（5,400/μL）し，核の左方移動（好中球
数 77.8％）が認められた。基礎疾患に心室中核欠損症を認めることから，
感染性心内膜炎が疑われた。血液培養は 5 セット提出したが，いずれも陰
性であり，心エコーで大動脈弁や僧帽弁に輝度亢進を認めるが，明らかな
疣贅は認めなかった。髄液検査では，初圧 27cmH₂O と上昇し，蛋白の上
昇（96mg/dL）と糖の低下（35mg/dL）を認めたが，細胞数の上昇はなく，
細菌性髄膜炎を積極的に疑う所見ではなかった。感染のフォーカスを同定
できないまま，同日より ceftriaxone 1 g/日の点滴静注を開始した。
　入院 45 日目に突然左片麻痺，意識障害，左眼球の外転位，左右瞳孔不
同を認めた。頭部造影 MRI で右側頭葉から後頭葉および頭頂葉に広がる
T₁ で低信号，T₂/FLAIR で高信号の病変が認められた。緊急開頭減圧術が
施行されたが，術中所見では強い脳浮腫に加え，脳膿瘍が認められた。

44

脳膿瘍に対し ceftriaxone が 2 g/日に増量され，vancomycin 1 g/日が追加された。脳膿瘍の培養は陰性であった。術後，一時的に片麻痺は改善し，意識も清明となり筆談も可能となったが，入院 49 日目より再び瞳孔不同，頭部 CT 上脳浮腫の増大が認められ，入院 53 日目に死亡した。病態としては，感染性心内膜炎による感染性脳塞栓の可能性が考えられた。

ところが，剖検の所見では，心臓の弁を含めて全身に感染のフォーカスとなり得る病変は認められず，血行性の散布病変である可能性より，低栄養に伴う免疫系の応答障害によって感染性脳炎を来したという病態が示唆された。

症例 7 は，発熱が続き，基礎疾患に心室中隔欠損症があるため感染性心内膜炎が疑われていたものの，血液検査上炎症反応の出現も乏しく，明らかな感染のフォーカスも同定できずにいたところ，急激に脳炎，脳浮腫が増悪して死亡した経過となった。

この症例が示唆しているのは，AN における細菌感染症の診断が難しいという点である。

一般的に AN では，低栄養に起因する白血球減少を呈しやすいが，ウイルス感染および細菌感染の頻度が増えることはないとされている[19, 20]。この点は AN の身体の「頑強さ」を示しているといえる。しかしながら，いったん感染が生じた場合，重篤化しやすいことも指摘されている[21, 22]。

問題は，AN の細菌感染症は，発熱反応が低下し，感染症状の出現も乏しく，診断が難しいことである[21-23]。本例も，当初は発熱と頭痛以外に細菌感染症を疑うような所見が得られず，突然重篤化している。発熱でさえ認められない症例は少なくない。Brown ら[22]は，311 例の AN 入院症例において，感染症を呈した症例群（23 例）と非感染症群（288 例）を比較しているが，感染症を呈した症例のうち 37℃ を超えた発熱を呈した症例は 5 例（21.7%，ただしいずれも重篤な細菌感染症）に過ぎなかったと報告している。また感染の予測因子は「高年齢」だけであ

り，事前にリスク因子を除去するなどの予防的介入は難しいとしている。

　Krantz ら[24)] は，身体的に危険な病態が AN の病態によってマスクされやすい危険性を指摘しており，特に（AN において非典型的である）安静時頻脈を呈している症例については背後に細菌感染症を含めた急性疾患を念頭に置いて精査すべきだとしている。このように AN の基本的な病態を考慮した上で，細菌感染症の診断のためのさまざまな臨床的指標を発見していくことが重要であるといえる。

　いずれにしても AN において細菌感染症が疑われたら，早期に全血算測定と細菌培養を行うことが推奨されている[22)]。とはいうものの，本例においては血算に変化が乏しく，血液培養，脳膿瘍の培養を含めてあらゆる培養が陰性であったことを考慮すると，やはり一筋縄ではいかない難しい病態であったといわざるを得ない。AN の細菌感染症については，疑いの閾値を下げ，早め早めに診断的・治療的対応を行っていくしかないと考えられる。

　次に AN を基盤として胸腹部の臓器に次々と組織損傷が認められた症例を提示する。

● ● ●　症例8①　　入院時 20 歳代後半女性
　　　　　　　　診断：神経性やせ症・制限型‥‥‥‥‥‥‥‥‥‥‥‥‥‥

　中学3年生で始めたダイエットを機に発症し，体重は徐々に減り続けた。X 年1月頃，両足背に浮腫が出現した。5月上旬に近医で処方された利尿薬（azosemide）の内服を始めたところ，1ヵ月半で体重が 38kg から 24.8kg（BMI 9.6kg/m^2）に減少し，肝機能障害も認めたため6月下旬に当院総合診療内科に入院した。

　点滴加療で肝機能障害は改善し，経口摂取に移行したが，入院3週間目に突然腹痛が出現した。腹部 CT で十二指腸球部穿孔による汎発性腹膜炎と診断され，緊急開腹術が施行された。術後 ICU へ入室したが，術後 10

日目に敗血症性多臓器不全（肝不全，腎不全，呼吸不全）を呈した。気管
挿管のうえ人工呼吸管理を行っていたが，挿管チューブのカフが当たって
いた部分に径 3〜4 mm の食道気管瘻（tracheoesohageal fistula：TEF）
が生じた。その後，緊張性気胸を発症したため，胸腔ドレーンが挿入され
た。気管切開が行われた後に人工呼吸器から離脱し，TEF により気管と食
道が交通しており経口摂取は不可能であったため胃瘻が造設された。度重
なる身体合併症により，一般病棟（総合診療内科）に戻るために約 5 ヵ月
間の ICU 管理を要した。

　症例 8 は，治療目的で使用された利尿薬に過剰に反応し，急速に脱
水・体重減少が進行したために入院に至ったと考えられる（体液量ホメ
オスタシスの破綻）。
　この症例で注目したいのは「組織脆弱性」[25] というポイントである。
精神科領域ではあまり注目されてはいないが，AN における縦隔気腫，
後腹膜気腫，皮下気腫，胃気腫などの各種軟部気腫，気胸，胃穿孔，食
道裂孔といった身体合併症が心療内科，消化器内科・外科，呼吸器外科
領域で症例報告がなされており[26-31]，その病態の基盤として「AN にお
ける胸・腹腔内の軟部組織の脆弱性」が指摘されている。精神科領域で
は，この種の合併症については，過食や嘔吐による消化管内圧や胸腔内
圧の上昇と関連して述べられる限り[32-34] であり，組織の脆弱性の側面
からはほとんど言及されてはいない。
　症例 8 において，十二指腸球部穿孔，TEF および緊張性気胸といっ
た合併症が連続して発症したことには，この組織脆弱性が関与してい
たと考えられるだろう。この病態の原因を，細胞・組織傷害の観点[25, 35]
から考察すると，1）低蛋白状態による組織の異化亢進，2）組織の浮
腫による易損傷性の亢進，3）物理的ダメージのクッションとなり得る
脂肪組織の減少，4）アルブミン，ビタミン C，銅，亜鉛といった創傷
治癒に必要な栄養素の不足，5）低栄養・脱水による局所血流量の減
少，6）血中コルチゾール高値[36] に伴う蛋白異化亢進と線維芽細胞増殖

抑制，7）局所性の浮腫による創傷治癒遅延などが挙げられる。

　本症例の治療では，身体合併症の治療のための介入が，医原的に新たな合併症を生むという悪循環が生じていたといえる。精神科医として患者を管理するにあたっては，侵襲的な手術や検査・治療（気管挿管，内視鏡検査，胸腔ドレーンなど）の際の，術中・術後の合併症に十分配慮し，異常が発生した際，速やかに他科専門医と連携がとれるようにする必要があるだろう。

③　身体の語り

1. 重篤な神経性やせ症における精神療法

　本章の後半は，摂食障害の重症例における精神療法，あるいは精神療法的な配慮について論じていきたい。

　AN には認知行動療法，対人関係療法，行動分析療法など専門的で特異的な精神療法が適用されるが，臨床疫学的な観点からは，成人の AN において特定の精神療法の優位性は示されていない[37-40]。むしろ非特異的な支持的療法（nonspecific supportive clinical management）のほうが，認知行動療法や対人関係療法よりも優れているという報告[41]もある。ちなみにこの報告における「非特異的な支持的療法」とは，称賛，保証および助言をいう支持的精神療法で用いられる方法でもって，教育，ケア，支持および治療関係の維持を行う治療であり，具体的には「正常な食事」と「体重の回復」に治療の焦点が当てられ，そのために必要なさまざまな情報が，口頭や文書で患者に提供されるといったものである。

　加えて，重篤な身体的状況にある患者は，さまざまな医療的デバイス（点滴ルート，カテーテル類，モニター類など）に取り囲まれながら濃密な身体医学的ケアがなされている場合が少なくなく，治療構造的な観点からも，専門的で特異的な精神療法を適用するには困難が大きいであ

ろう。

　以上のような事情を考慮すると，われわれが日常的に行っている非特異的で支持的な精神療法的関わりが，重篤な AN 患者へのアプローチとして重要な位置を占めるといえる。それは，ごく日常的な精神療法的関わりの中に，どのような工夫や配慮を込めることができるのかという点が問われるともいえる。

　それでは，どのような工夫や配慮が可能なのだろうか？　この点を具体的に示すために，先ほど提示した【症例8】の治療経過の続きをみていきたい。

●●●○ 症例8② 　入院時 20 歳代後半女性
診断：神経性やせ症・制限型……………………………………

　ICU から総合診療内科病棟に戻った患者の状況は，TEF のため経口摂取が不可能になったことから胃瘻が造設され，そこから栄養投与がなされることになった。体重は 28.3kg（BMI 10.9kg/m^2）であった。長期の人工呼吸管理のため気管切開が行われ，発声が失われた。そのため，口の動きとジェスチャーと筆談でコミュニケーションを行った。

　胃瘻から栄養投与が開始されると，すぐさま腹部膨満感・吐気・嘔吐という腹部症状が出現してしまうため，投与を減量または中止せざるを得なかった。少しでも患者の意に沿わない栄養投与を行うと，その栄養はすぐに患者によって洗面台やごみ箱に破棄された。著しい低栄養にもかかわらず，病棟内での運動は許容され，過活動の状態が続いた。1 年間同様の治療がなされたが体重増加の兆しがないため，精神科病棟へ医療保護入院した（転科時体重は 23.8kg，BMI 9.2kg/m^2）。

　精神科病棟で治療を開始するにあたり，厳格な栄養投与ルールを設定し，胃瘻からの投与中に栄養を破棄されないように，加圧ポンプを用いて 30 分で 1 回の栄養投与が終わるようにし，その間は両上肢の拘束とミトン着用を行った。過活動が続いていたため，その制限のために体幹拘束を併用することもあった。患者は「受け入れられない」と繰り返し強い拒否を示し，それでも強制的な栄養投与がなされると，胃内容物は逆流し，TEF から気管支・肺に流れ込み，一部は気管切開部から噴き出して流れ出てきた。

患者の治療への抵抗と誤嚥性肺炎の危機と格闘しているうちに，ゆるやかではあるが体重は徐々に増加していった。「TEF の手術を受けて，退院したい」という希望も芽生え，これまで敵対的であった医療者との関係も変化していった。

　入院が長期化したため，約 8 ヵ月の当院精神科病棟での加療ののち，A 総合病院精神科に転院した（転院時体重 33.4kg，BMI 12.9kg/m^2）。A 総合病院精神科の主治医は，患者の治療への抵抗も軽減してきていると判断し，栄養投与時に上肢拘束もミトン着用も行わず，代わりに看護師が 1 日 3 回ベッドサイドで，いろいろと話をしながら 10 ～ 15 分程度かけて注射器で栄養を胃瘻に直接注入する方針とした。これはスタッフの少ない精神科病棟において，経管栄養のトラブルを予防しつつ，短時間で栄養を注入するための苦肉の策でもあった。患者は何の抵抗もなくこの治療を受け入れ，むしろ胸の内を聞いてもらえる時間として楽しみにしているようであった。この投与方法にしてからは，胃内容物の逆流は，6 ヵ月間の A 病院入院中に一度も認められなかった。

　体重が 40.8kg（BMI 15.7kg/m^2）まで回復したため，当院消化器外科で TEF 閉鎖術が施行された。術後は経口摂取や発声が可能になったため，自宅退院した（退院時体重 37.7kg，BMI 14.5kg/m^2）。合計約 3 年間の入院治療であった。

　まず考慮に入れておかねばならないのは，本例の治療経過における特殊な事情として，気管切開により音声的なコミュニケーションが制限されていたこと，胃瘻を経由した強制的な経管栄養投与がなされていたことである。

　たとえば苦痛に歪んだ顔で腹部に手を当ててその場にうずくまるといった行為が，即座に周囲の医療者に注意を促すように，身体症状は，音声的なコミュニケーションと並んで，医師―患者関係において重要な意志伝達機構である。そのため，音声的なコミュニケーションが障害された患者にとっては，その代替として身体症状を用いた表出に，より大きな意味が付与されていたと推測することができる。また，本例の「胃瘻を経由した強制的な経管栄養投与」という，栄養摂取のコントロール

を医療者によってほぼ完全に奪われている状況は，後述するように非常に強いコントロール欲求を持つ AN 心性との間に，避けがたい衝突をもたらすと考えられる。

　腹部症状はまず当然のことながら，消化管の膨満，消化管排出の遅延，胃内容物の逆流といった「生理学的異常事態の表現」とみなされる。そのため，総合診療内科の病棟では，栄養投与減量・中止が行われ，腹部症状軽減がはかられていた。患者の周囲には，苦痛を訴える患者に対して，まず生物医学的側面から原因を追究し，治療を行うあるいは苦痛を取り除くことを職務としている医療者が存在するわけなので，このような対処がなされることは当然のことといえるかもしれない。しかしながら，本例の経過からわかることは，このような生物医学的に正しい対応を行っていくうちに，AN に対する治療が難航し長期化していったことである。患者は治療の中で「医療者は腹部症状を訴えれば，栄養投与をあきらめる」ことを学習し，医療者を操作していたかのようにみえる。つまり，患者の肥満恐怖と強いコントロール欲求は，「腹部症状」を武器に，栄養投与と体重に関する支配権を医療者から奪い返したとみなすこともできる。

　一方，精神科病棟で設定された，厳格な栄養投与のルールと行動制限は，この支配権を再度医療者側に取り戻すものである。この対応は効を奏し，患者の体重は順調に増加し，全身状態も改善していった。葛藤はありつつも，栄養投与と体重増加の必要性を認め，TEF の手術のために体力をつけるという共通の目標を医療者と持つことができるようになってきていた。しかしながら，腹部症状は改善せず，時に激しい胃内容物の逆流が生じていた。ここに，支配権を奪われたことに対する患者の必死の抵抗を読み取ることは容易にできるだろうが，患者の腹部症状には，さらに別の意味合いの語りが含まれていることは，A 病院での治療経過で明らかになる。

　この腹部症状は，A 病院で，看護師が話をしながら，患者に寄り添

い，栄養投与を行うことで消失してしまったのである。AN において 1
日 3 度の食事は体重増加への恐怖と治りたい気持ちとの葛藤に苛まれる
時間であり，これに 1 人で耐えることはつらいことである。そのような
ときに誰かが同伴し，患者を監視するだけではなく，何とか食べられる
よう心理的に援助することは，患者の治療意欲を高め，食事にまつわる
不安を和らげることにつながるのである[42]。看護師の寄り添いのもと栄
養投与を行ったことで，腹部症状が消失した背景には，腹部症状の中に
「1 人で栄養投与の葛藤に耐えることの不安・恐怖」の要素が含まれて
いたことを示唆する。患者と語らいながら寄り添い，栄養投与を行うこ
とは，まさしくこの不安・恐怖を汲み取ることであり，それゆえ，腹部
症状は消失したと考えられる。

2. 神経性やせ症における心身二元論

　AN は，心身二元論の究極の表れであり，患者は精神と身体を明確に
切り離し，前者は後者を完全にコントロールできる力を持つという自己
コントロール幻想を生きているとされている[13, 44]。加藤[45] は，フランス
の思想家シモーヌ・ヴェイユについて摂食障害の側面から論じる中で，
彼女の苦悩の根底に，見ること（regarder）と食べること（manger）
の分離があることを指摘し，このことがヴェイユを含む摂食障害者を和
解不能な心身二元論に導くとしている。また，患者は回復をしていく中
で，そのような考えが相対化されていき，精神と身体の密接なつながり
を感じ取るようになることが指摘されている[44, 46]。

　本例に限らず摂食障害は，低栄養を基盤として多彩な身体合併症を呈
し，それにまつわる身体症状の訴えがなされる。その際，現代の主流で
ある生物医学的モデルにおいては，そのような患者の訴えは生物学的な
構造や機能における一つの変化としてのみ解釈され，それ以外の視点は
捨象される傾向がある[47]。さらにこの傾向には，医療によって身体の機
能が制御可能であるというコントロール幻想が伴うと考えられるが，こ

の点はともすると，先述した AN の心身二元論的な心性やコントロール欲求と奇妙な調和をなす可能性があると考えられるだろう。すなわち，現代の生物医学的モデルは，AN の身体症状の背後にあるものを患者と共犯するようにして否認し，治療を難航させる危険性があるということであり，本例はその点を浮き彫りにしているものと捉えることができる。

　したがって，**身体的に重篤な AN における精神療法では，この心身二元論を念頭に置き，精神科医が，この心身の断絶を架橋するような役割を担う必要がある**。本章で強調したいのはこの点である。

3.「身体の語り」を聞き取ること

　症例 8 における腹部症状の訴えには，「生理学的異常事態の表現」，「肥満恐怖・栄養投与に対する抵抗」，「強いコントロール欲求」，「1 人で栄養投与に耐えることの不安・恐怖」といった多層的な語りの構造を認めることができた。

　摂食障害患者の身体症状を理解するためには，その精神病理を理解する必要がある。そのため，精神科医は，（他科医師が一般的に準拠する）生物医学的モデルからすり抜けてしまう患者の語りを捉え，加えてその精神病理の側面も加味し，患者の多層的な語りを聴き分ける役割を担っているといえる。このような身体の語りが身体治療に携わるスタッフと共有されることで，患者の心身を一つのものとして理解することを可能にすると考えられる。

4. 身体的処置に精神療法的配慮を込めること

　下坂[48]は，AN のように身体化（somatization）が前景に立っている病態に対しては，患者になされる身体的処置の一つひとつに精神療法的意味を込めることの治療的重要性を指摘し，AN 患者が自己の存在の不確かさ・希薄さを抱えていることに対して，治療者が実際にやせた身体

に触れ，やせを確認することは患者の身体感覚を育てることにつながるとしている。これは疎外された身体を，患者に意識させ統合させようとする営みと理解されるだろう。

　症例 8 において，生物医学的には胃瘻から栄養を入れるという同様の処置であっても，上肢を拘束して加圧ポンプで流し込むのと，看護師が話しかけながら丁寧に注入するのでは，大きな違いがあった。前者においては，患者の身体は，ベッドに動かないよう固定され，患者の意思の届かないところで機械的に栄養が注入され，体重の増減からだけ評価されるといったように，患者から切り離され，医療者との間に対置され，さまざまな処置が繰り広げられる，単なる物体として扱われているといえる。またここでは，現代医療の権力性による，患者の身体および個人的語りの収奪[49] という事態も，精神と身体の分離に加担しているものと考えられる。一方後者では，身体は，精神と分け隔てられることのないケアがなされており，このことには，身体的処置を通じて心身を密接にさせようとする精神療法的配慮が込められていたとみなすことができる。

5. 精神科医にできること

　患者が重症であり，たとえば ICU に入室してしまうような状況においては，精神科医としてできることはほとんどないように感じられる。症例 8 においても，長い期間に及んだ ICU 治療の期間において，精神科医による治療的介入はまったくなされていない。

　ところがこの症例を学会[*2] で報告したとき，コメンテーターの青木省三先生（当時川崎医科大学精神医学教室教授）から，この時期に精神科医が関われなかったのは残念だとして，次のようにコメントをもらった。

　[*2]　症例 8 は，2012 年 5 月 24 日に札幌で開催された第 108 回日本精神神経学会学術総会で「重篤な身体合併症を伴う摂食障害の対応」というテーマで発表された。

　身体的危機は，生命的な危機であるのだが，実はこの時はじめてこれまでに何度も言われた，「自分が死ぬのではないか」ということを実感する患者は少なくない。

　身体的危機を感じた時，はじめて不安・恐怖を感じ，患者が人に向けて，心を開きはじめることがある。だから，身体的危機の時こそ，患者が「誰か心配してくれる人がいる」と感じる瞬間が生まれ得る。

　私たちは，この時期に，主治医，研修医，看護スタッフを総動員して，短時間，頻回の接触を試みる。

　それが転換点になる患者も少なからず経験した。

　それから，根深い拒絶，不信が和らぎ，少しずつ人に甘え始める患者がいる。何ヵ月も私に一言も返事しなかった患者が「ありがとうございました」と言って驚いたこともある。

　……この時期に精神科が関われなかったのは残念！

　先に述べたように，AN を持つ患者は，精神と身体を明確に切り離し，前者は後者を完全にコントロールできる力を持つという自己コントロール幻想を生きている。そのため，家族や医者からことあるごとに「命の危険がある」と言われ続けても，他人事のようでピンとこないのである。青木先生がコメントの中で触れた患者もその 1 人であろう。そして，ついに ICU で治療を受けるような重篤な状態に至ってはじめて，身体というものが自分と切り離すことができないものであり，しかもそれはすでに自分ではコントロール不可能な状態にあることに向き合うのだといえよう。重要なのは，それは同時に，強い無力感や不安・恐怖を患者にもたらすということである。そのとき患者は，助けの手を強く求めている。繰り返しになるが，そのような瞬間は，患者の身体的状態が切迫した状況でこそ起こり得るのだ。精神科医は，この機会を見逃さずに，手を差し伸べることができなければならない。と，このようなメッセージを，青木先生のコメントから読み取ることができるのである。

④ おわりに

　本章の前半では，AN の身体を「頑強だが脆弱」という観点を軸にして，その身体合併症を，1）正常とは偏位した地点で安定しホメオスタシスを維持していることを反映する所見，2）このホメオスタシスの破綻により生じた合併症，3）AN の病態には直接起因しない合併症の 3 つに区別して論じた。さまざまな身体合併症を，大きなまとまりとして把握するために有用な視点として，「体液量ホメオスタシスの破綻しやすさ」や「組織脆弱性」といった特性を取り上げた。

　後半では，重篤な AN の精神療法において，その心身二元論的な性質に着目し，それを念頭に置いたはたらきかけが治療的であることを論じた。現代の生物医学的な治療モデルには，不思議とこの患者の病的な心身二元論と共鳴し合うようなところがあるようで，知らず知らずに患者に巻き込まれ，治療に難航してしまう場合も見受けられる。本章で議論したことが，そのような状況を打開し得るような処方箋となれば幸いである。

【　文　　献　】
1）和田良久：有床総合病院精神科における神経性無食欲症治療―地域での現状と治療体制の構築―．精神経誌，117；348-352，2015.
2）Collins, S.：The limit of human adaptation to starvation. Nat. Med., 1；810-814, 1995.
3）Henry, C.J.：Body mass index and the limits of human survival. Eur. J. Clin. Nutr., 44；329-335, 1990.
4）下坂幸三：摂食障害治療のこつ．金剛出版，東京，p.10，2001.
5）Zolli, A. and Healy, A.M.：Resilience：Why Things Bounce Back. Simon & Schuster, New York, 2012.（須川綾子訳：レジリエンス 復活力―あらゆるシステムの破綻と回復を分けるものは何か―．ダイヤモンド社，東京，p.35，2013.）
6）Isner, J.M., Roberts, W.C., Heymsfield, S.B. et al.：Anorexia nervosa and sudden death. Ann. Intern. Med., 102；49-52, 1985.
7）Neumärker, K.J.：Mortality and sudden death in anorexia nervosa. Int. J. Eat.

Disord., 21 ; 205–212, 1997.

8) Facchini, M., Sala, L., Malfatto, G. et al. : Low-K$^+$dependent QT prolongation and risk for ventricular arrhythmia in anorexia nervosa. Int. J. Cardiol., 106 ; 170–176, 2006.

9) Jáuregui-Garrido, B. and Jáuregui-Lobera, I. : Sudden death in eating disorders. Vasc. Health Risk Manag., 8 ; 91–98, 2012.

10) Mehanna, H.M., Moledina, J. and Travis, J. : Refeeding syndrome : What it is, and how to prevent and treat it. BMJ, 336 ; 1495–1498, 2008.

11) Veverbrants, E. and Arky, R.A. : Effects of fasting and refeeding. I. Studies on sodium, potassium and water excretion on a constant electrolyte and fluid intake. J. Clin. Endocrinol. Metab., 29 ; 55–62, 1969.

12) Okabe, K. : Assessment of emaciation in relation to threat to life in anorexia nervosa. Intern. Med., 32 ; 837–842, 1993.

13) Chu, E.S., Gaudiani, J.L., Mascolo, M. et al. : ACUTE center for eating disorders. J. Hosp. Med., 7 ; 340–344, 2012.

14) 高橋恵理 : 摂食障害の救急医療と対応——一般救急における精神科医の役割—. 精神科治療学, 26 ; 1227–1232, 2011.

15) Russell, G.F.M. and Bruce, J.T. : Impaired water diuresis in patients with anorexia nervosa. Am. J. Med., 40 ; 38–48, 1966.

16) Aperia, A., Broberger, O. and Fohlin, L. : Renal function in anorexia nervosa. Acta Paediatr. Scand., 67 ; 219–224, 1978.

17) Boag, F., Weerakoon, J., Ginsburg, J. et al. : Diminished creatinine clearance in anorexia nervosa : Reversal with weight gain. J. Clin. Pathol., 38 ; 60–70, 1985.

18) Evrard, F., da Cunha, M.P., Lambert, M. et al. : Impaired osmoregulation in anorexia nervosa : A case-control study. Nephrol. Dial. Transplant., 19 ; 3034–3039, 2004.

19) Berkman, J.M. : Anorexia nervosa, anterior-pituitary insufficiency, Simmonds' cachexia, and Sheehan's disease, including some observations on disturbances in water metabolism associated with starvation. Postgrad. Med., 3 ; 237–246, 1948.

20) Bowers, T.K. and Eckert, E. : Leukopenia in anorexia nervosa : Lack of increased risk of infection. Arch. Intern. Med., 138 ; 1520–1523, 1978.

21) Birmingham, C.L. and Treasure, J. : Medical Management of Eating Disorders, Second Edition. Cambridge University Press, Cambridge, 2010. (太田大介監訳 : 摂食障害の身体治療 チーム医療の実践を目指して. 南山堂, 東京, p.74–75, 2011.)

22) Brown, R.F., Bartrop, R., Beumont, P. et al. : Bacterial infections in anorexia nervosa : Delayed recognition increases complications. Int. J. Eat. Disord., 37 ; 261–265, 2005.

23) Birmingham, C.L., Hodgson, D.M., Fung, J. et al. : Reduced febrile response to

bacterial infection in anorexia nervosa patients. Int. J. Eat. Disord., 34 ; 269–272, 2003.

24) Krantz, M.J. and Mehler, P.S. : Resting tachycardia, a warning sign in anorexia nervosa : Case report. BMC Cardiovasc. Disord., 16 ; 4–10, 2004.

25) 齋藤慎之介, 佐藤守, 小林聡幸ほか：重篤な身体合併症を呈し, 長期入院を余儀なくされた神経性食欲不振症の1例. 精神経誌, 115 ; 729–739, 2013.

26) 秋山ひろみ, 川原健資, 北原佳代ほか：Pre DIC 状態に陥り, 皮下気腫, 縦隔気腫および後腹膜気腫を伴った神経性食欲不振症の1例. 心身医, 39 ; 361–367, 1999.

27) 長博之, 長谷川誠紀, 大政貢ほか：神経性思不振症に合併した特発性縦隔心嚢後腹膜気腫の1例. 気管支学, 24 ; 332–335, 2002.

28) 小川志郎, 鈴木裕也：多臓器不全, DIC, 縦隔気腫を合併した神経性食思不振症の1例. 心身医, 36 ; 704–707, 1996.

29) 佐藤功, 川瀬良郎, 小林琢哉ほか：各種軟部気腫を合併した神経性食思不振症. 日胸疾誌, 32 ; 685–687, 1994.

30) 忠井俊明, 井家上讓, 有馬成紀ほか：経過中に縦隔気腫を併発した摂食障害の1例. 心身医, 30 ; 650–653, 1990.

31) 横井佳博, 平山一久：摂食障害に合併した壊死性胃気腫症の1例. 日消誌, 107 ; 1635–1640, 2010.

32) Birmingham, C.L. and Treasure, J. : Medical Management of Eating Disorders, Second Edition. Cambridge University Press, Cambridge, 2010.（太田大介監訳：摂食障害の身体治療 チーム医療の実践を目指して. 南山堂, 東京, p.61–64, 2011.）

33) 堀田真理：摂食障害の身体的合併症とその治療. 精神科治療学, 20 ; 711–717, 2005.

34) 切池信夫：摂食障害―食べない, 食べられない, 食べたら止まらない―. 医学書院, 東京, 2009.

35) 秦順一：細胞傷害の機序とその修復. 秦順一, 坂本穆彦編：標準病理学第2版. 医学書院, 東京, p.9–34, 2002.

36) Winston, A.P. : The clinical biochemistry of anorexia nervosa. Ann. Clin. Biochem., 49 ; 132–143, 2012.

37) Crisp, A.H., Norton, K., Gowers, S. et al. : A controlled study of the effect of therapies aimed at adolescent and family psychopathology in anorexia nervosa. Br. J. Psychiatry, 159 ; 325–333, 1991.

38) Dare, C., Eisler, I., Russell, G. et al. : Psychological therapies for adults with anorexia nervosa: randomised controlled trial of out-patient treatments. Br. J. Psychiatry, 178 ; 216–221, 2001.

39) Treasure, J., Todd, G., Brolly, M. et al. : A pilot study of a randomised trial of cognitive analytical therapy vs educational behavioral therapy for adult anorexia nervosa. Behav. Res. Ther., 33 ; 363–367, 1995.

58

40) Channon, S., de Silva, P., Hemsley, D. et al. : A controlled trial of cognitive-be-havioural and behavioural treatment of anorexia nervosa. Behav. Res. Ther., 27 ; 529-535, 1989.
41) McIntosh, V.V., Jordan, J., Carter, F.A. et al. : Three psychotherapies for an-orexia nervosa : A randomized, controlled trial. Am. J. Psychiatry, 162 ; 741-747, 2005.
42) 岡島美朗：摂食障害の精神科入院治療の適応と有効性. 精神科治療学, 20 ; 697-701, 2005.
43) Bordo, S. : Unbearable Weight : Feminism, Western Culture, and the Body. University of California Press, Oakland, 1993.
44) Garrett, C.J. : Recovery from anorexia nervosa : A durkheimian interpretation. Soc. Sci. Med., 43 ; 1489-1506, 1996.
45) 加藤敏：人の絆の病理と再生—臨床哲学の展開—. 弘文堂, 東京, p.99-102, 2010.
46) 中村英代：摂食障害の語り〈回復〉の臨床社会学. 新曜社, 東京, 2011.
47) Kleinman, A. : The Illness Narratives : Suffering, Healing and the Human Con-dition. Basic Books, Inc., New York, 1988.（江口重幸, 五木田紳, 上野豪志訳：病いの語り—慢性の病いをめぐる臨床人類学—. 誠信書房, 東京, 1996.）
48) 下坂幸三：摂食障害治療のこつ. 金剛出版, 東京, p.70-84, 2001.
49) 大塚公一郎, 加藤敏, 山内美奈：長期透析経過中に現れた妄想性障害の一例 —身体と語りの収奪と復権要求—. 精神経誌, 109 ; 215-227, 2007.

第 3 章

家族に寄り添う伴走者として，発達特性に向き合う

黒鳥　偉作　　阿部　隆明

1 「家族の病理」というスティグマ

　思春期の神経性やせ症の治療において，family based treatment（FBT）はエビデンスに基づいた有効性が確認され，新たな治療技法として確立されている[1]。その治療原則は，家族に病因を求めないことを明確にしている[2]。むしろ同療法では，家族が患者を回復させるための資源であると考えられており，家族全体を巻き込むことが最も重要視されている。確かに治療構造もさることながら，患者にとどまらず家族の成員との治療関係，つまり治療同盟を強固にすることが寛解への鍵となることは間違いないだろう[3-5]。最近のメタアナリシスにおいても，児童思春期においては早期の良好な治療同盟が良好な予後をもたらすことが指摘されている[6]。

　愛する我が子が摂食障害と診断された時，親は養育の失敗の結果と捉えてひどく傷つき，不全感を覚え，そして自らを責め立てる。責任感から自らの中に答えを求め，終わることのない原因探しに終始することも珍しくない。家族の感じている不甲斐なさや後ろめたさ，負い目は計り知れない。親の罪責感なくして，受診へのためらい，医療への不信感，怒りを説明することはできないだろう。ただでさえインターネットで

は，「家族の病理」が神経性やせ症の原因としてまことしやかに流布している現状がある。苦悩と葛藤の末に医療機関にようやく辿り着いていることを医療者はよく認識しなければならない。

治療が進むと家族の病理がしばしば際立ってくるが，それが神経性やせ症の原因とは言えない（第4章参照）。むしろ，原因ではなく，回復への推進力として家族の協力が必要不可欠なのである。事実，親の態度が治療過程で重要な役割を担っているとされている[7, 8]。とくに児童思春期における治療は，親との信頼関係なくしてありえない。その信頼を得るために，まずは親をねぎらい，抱え込んできた苦悩をしっかり受けとめることから始めるべきだろう。しかし，低体重の極期の患者は，病気の否認とともにやせ願望への執着が高まり，認知の歪みは修正不可能とさえなる。身体的危機に陥れば入院治療は必須となるが，治療への急激な直面化は親にも激しい葛藤を引き起こす。その結果，親も患者の精神症状に巻き込まれて，医療者に強い陰性感情を抱くことになる。

FBT の登場で家族療法の意義が再認識されているが，本邦では20年以上前に，下坂幸三がごく常識的な家族療法の重要性をすでに指摘していた。下坂は摂食障害治療における常識を「患者だけではなく，親をはじめとする患者の身内の立場を配慮する能力」と定義し[9]，心理療法の基本にある受容という姿勢を全家族成員に及ぼすことが必要であると述べた[10]。すなわち，親の顔を立てる，親の罪悪感を刺激したり屈辱感を与えたりしないことに留意する，親の苦しさを汲み彼らの不安・焦燥・疲労・自責・怒りの軽減を図る，親との信頼関係を形成し親自身が治療者の役割をある程度担えるよう支援する，などである。しかし臨床場面では，そのような基本的な対応を適切に踏まえ配慮できているだろうか。家族の罪責感を緩和させるためには，特別な注意点や工夫点があるのではないだろうか。常識的家族療法を十分にできないことを，家族の病理や問題として安易に割り切っていないだろうか。さらに言えば，家族の抱える病気の重荷は治療導入時に終わるものではなく，治療全体を

通じて，最終的には治癒するまで続くものである。そもそも，治療者は
常識的な家族療法を一貫して継続する必要があるのではないだろうか。
むろん，家族の対応が変わればやせ願望が消失するほど，神経性やせ症
の病理は簡単ではない。であればこそ，なおさら回復への資源としての
家族を支え続けることが治療的と言えるのではないだろうか。

　本章ではまず，神経性やせ症の背景に自閉スペクトラム症（autism
spectrum disorder：ASD）の発達特性をもち，行動制限を用いた認知
行動療法（行動制限療法）を基本構造とする入院治療に難渋したが，家
族との治療関係の破綻，修復，発展を通して回復へ向かった症例を提示
する。次に，首尾一貫して家族の罪責感に焦点を当て，常識的な家族療
法をもって関わり続ける意義を再考する。クリニカルパスや短期入院治
療が時代の趨勢ではあるものの，最重症の摂食障害患者への治療介入は
困難を極める。また，ASD が合併するとなると病状はさらに深刻にな
り，身体的にも危機的な状態になりやすい。そもそも超低体重の患者を
精神科単独で対応することは不可能であり，ごく一部の限られた医療機
関が身体科と協働し，治療構造を作りにくい環境の中で一進一退を繰り
返しながら治療を行っている現状もある（第2章参照）。シナリオ通り
に進まないのが摂食障害治療の常ではあるが，そのような状況にあって
もなお信頼関係を保つという常識的な治療方法がやはり有効である，と
いうことを本章で示す。最後に，ASD の発達特性に対する治療者の関
わりがどのように治療関係に影響したのかを考察する。

2　行動制限と行動化

● ● ● 症例9　10代前半，女性……………………………………………………

　周産期に異常なく，健診で発達の遅れを指摘されたことはない。乳児期
からあまり泣いたことがなく，抱擁を嫌がり，1人で寝てしまうことがほ
とんどだった。空腹を知らせるために泣くことはなく，何かをほしがると

いう要求はみられなかった。遠くのものを指差して知らせることもなかっ
た。気に入ったタオル、とくに一部の肌触りと感触を好んだ。物や興味の
共有に乏しかった。幼児期は、ごっこ遊びやおもちゃ遊びもなく、おおむ
ね同じ遊び、やり方に興じていた。集団の遊びは苦手だったが、1対1の
遊びは可能だった。しかし、自分の思い通りにならないとすぐに顔に出て、
頑固でこだわりが強かった。また、場にそぐわない発言をすることがあ
り、社会的な振る舞いができず、文脈がわからない様子がみられた。さら
に、本人特有の独特な言い回しを好んだ。手先は不器用で、自転車に乗れ
なかった。口調が大人びており、誰に対しても同じような関わり方をして
いた。夜はずっと1人でしゃべり続けながら寝つくことがしばしばだった。
決められた日課があり、適当さや曖昧さは許容できなかった。とくに、外
出や旅行などの予定や時間を何回も確認していた。色のついた飲み物、炭
酸飲料は飲めず、水分摂取量がもともと少なかった。偏食があり、果物は
一切食べられなかった。絵を描くことが好きで、コンクールなどで表彰さ
れるほどの才能があった。

　入院3ヵ月前、やせた友人に憧れて食事摂取が進まなくなり、体重減少
が始まった。小児科で外来および入院治療を受けていたが、発症からすで
に8kg以上の体重減少が認められた。ついにBMIは12kg/m^{2}以下となっ
たが、患者は食事、経腸栄養をすべて拒否した。病識に乏しく過活動を抑
制できず、自宅で嘔吐を繰り返し、「死にたい」と興奮状態になった。本
人の抵抗は激しかったが、両親も現状を打開したい一心で当院子どもの心
の診療科を受診させ、患者は同日中に緊急入院となった。

　入院時は、泣きながら入院を拒絶していたが、促されてようやく病棟に
入った。何度も自室から飛び出そうとしたが、暴力を振るうことはなかっ
た。両親が離れると若干落ち着いたが、「1kgも増やしたくない！」と入
院説明の用紙などを破いて抵抗した。その後、無表情でほとんど発語がな
いという拒絶した態度を示すようになった。心電図検査にて洞性徐脈、血
液検査にてfT$_3$低値、高コレステロール血症、脱水が認められた。本人、
家族に極度の栄養不足、つまり飢餓状態であり、緊急治療が必要であるこ
とを丁寧に説明した。そして、身体的治療を優先させる必要があり、小児
科と協働して輸液、末梢静脈栄養を開始した。

　母親は、「自宅にいても、私たちがいると全然食べなかった。でも、1人
でいる時は少し食べていたようだ。入院直前、『食べられなくてごめんな

さい。自分ではどうすることもできなかった』と書いてある手紙があった」
と涙ぐみながら語った。自宅でも食事をめぐって衝突することが度々あっ
たようで，母親の疲弊も激しかった。担当医から，病気は家族に原因があ
るのではなく，現在の環境への不適応や生きることの困難さの結果である
と強調した。その上で，母親の気持ちに十分に配慮しながら，原因を求め
るのではなく，家族関係を新たに再構築することが回復につながると説明
した。
　入院2日目には本人から自発的な発言があり，病棟のホールでおもむろ
に本を読む様子がみられた。当院では，危機的な身体的状況の摂食障害患
者とみて，修正を加えた行動制限療法を導入した。しかし，トイレに隠れ
て運動したり，熱湯のシャワーを故意に浴びて発汗しようと試みるなど過
活動を抑制できなかった。点滴も自己抜去した。食事摂取が進まず，体重
は減少に転じたため胃管を挿入し経管栄養を開始した。常に多動で，自ら
過活動を抑制できない状態と判断し，身体的拘束を開始した。当初は泣き
寝入っている様子だったが，徐々に身体的拘束の方法について注意が向く
ようになり，「締め具合の緩さに耐えられない」と医療者に訴えるなど，こ
だわりの対象が過活動から拘束法に移行した。しかし，ベッド上で身体的
拘束をされながらも足を無理やりばたつかせ減量しようと試みるなど，や
せ願望の強さを思わせる行動が続いた。行動制限の意味が全く薄れたため
拘束解除や胃管抜去が行われると，今度は急に上機嫌で馴れ馴れしい様子
が顕著となり，試し行動や交渉が頻繁にみられた。年齢の上下に関係なく
他患をあだ名で呼ぶなど急に距離感が近くなり，彼らを傷つけるような発
言も聞かれた。一通りの行動制限が解かれた後の面接では，「心はだめな気
がする。身体はよくなって体重も増えてきているけど，心がやっぱり太り
たくないなって。家に帰ったら食べなくなると思う。今は頑張って食べて
いる。前は異常だったと思うが，今はやせることができない。なんででき
ていたのだろう。あの時には戻りたくない。自分ではどうにもできなかっ
たから」と述べた。その後，精密検査が行われたが，脳MRI検査では明ら
かな脳萎縮は認められず，WISC-IVは全検査IQが102であった。また，
生活歴および発達歴より，ASDが神経性やせ症の背景にあることが示唆さ
れた。
　ある日，他患に母親が付き添っている姿を見て，「私にも同じように毎
日来てほしい」と本人から母親へ希望があった。しかし，仕事などの都合

でできないと伝えられたところ，以後母親の面会を拒絶するようになった。次の日，部屋に備え付けの棚や引き出しを破壊した。母親を拒絶していることに対して，本人から「プライドが許さない」という発言がみられたが，自分の意思を伝える時期を逸しているようにも思えた。本人の明確な拒否を母親は重く受けとめ，今までの生活を振り返り，仕事が増えて本人と関わりが減ったことなどを吐露するようになった。そこで，担当医が介在し，「お母さんを許すことはできるか」と本人へ投げかけ，母親との面談を執りなした。すると，当初はぎこちなかったものの，徐々に和解し打ち解けていった。

　社会適応を促すため，院内学級への登校を試みた。しかし，肥満恐怖が増大し，過活動が頻繁にみられた。過活動を禁止するのではなく，生産的な対処行動に結びつけられるように，散歩や外出，外泊を徐々に許可した。精神状態は安定していたが，いざ外泊が始まると，朝に排便がないことを納得できず，落ち着かなくなった。また，外泊中に母親の作る食事を信用できず，意図的に食事量を減らす行動がみられた。家庭生活での不適応は改善されず，さらに母親の自尊心は傷つけられた。外泊から帰院すると安定するというサイクルを繰り返していたため，母親の罪責感はさらに募っていった。担当医は，母親との面接で罪悪感を取り上げるようにして，母親のせいではないことを度々強調した。その後，母親から本人へ，「お母さんが間違っていた。病気のことも，あなたのこともまったくわかっていなかった」という内容の手紙が渡され，母子関係が改善された。地元校への登校意欲があり，学校カンファレンスなどを重ねながら慎重に試験登校を開始した。しかし，学校での過剰適応がみられ，家での食事の後に「お腹が出ちゃった」と泣き出し，収まらなくなった。家から飛び出してしまう状態にもなったが，担当医の電話での説得に応じて，かろうじて帰院した。その時は今までになく表情はうつろで無気力を漂わせ，か細い声で絞り出すように「辛かった」と語った。話を聞くと，以前から劣等感を感じていた友達と会い，自身と比較し不安が増強されたという。その後，一気に拒食に転じ，わずかな食事を口にしても泣き叫ぶことを繰り返すようになり，再び過活動が始まった。さらに，部屋のゴミ箱からうどんやパンが見つかった。「いけないことと思いつつ，病院食を隠したら，食べないことを止められなくなった」と述べ拒食へ転じた。その後も逸脱行為が続いたが，行動制限では収めることができなかった。本人にはもはや治療意欲

が消失し，いつの間にか退院要求を繰り返すようになった。

❸ 家族の罪責感に再び向き合う

　友達との再会と劣等感を契機に拒食へ転じ，行動制限療法も形骸化していた。

　ある日，外出の途中に，母親の手を離れた隙に姿を消した。捜索したところ，病院内の鍵の空いていた部屋に閉じこもっていることがわかった。1時間半ほどの説得を受けて，ようやく解錠に応じた。同時に，隔離および身体的拘束が開始された。その後の面接で，母親は行動制限という治療方法についての疑問を呈した。医療者から「まず体重を増加させるしかない」と言われて，頑張って患者を支えてきたつもりだが，うまく治療が進まないのを自分自身のせいだと感じ，医療者もそう思っているに違いない，と深く傷つけられた気持ちになっていると述べた。そして，入院治療はもうやめたほうがよいのではないかという意見が述べられた。母親の意見の背景には治療が進まないことへの苛立ちや，患者を母親の手から離してしまったことへの罪悪感があると考えられたが，担当医は治療契約に関わる重大な問題が生じていることを認識した。

　患者は，半年前，自宅や学校での不適応があり，拒食，逸脱行為，パニックを抑えられなくなり入院したが，長期入院になるにつれ医療者に退行を示し，行動制限に対する陰性感情を強く抱いていた。当然のことながら，医療者と母親との治療関係も悪化していた。何よりも治療の進展がみられず，患者や家族のみならず，医療者自身も行動制限療法に限界を感じていた。その日の夜，母親に対して神経性やせ症の治療が行き詰まっていること，行動制限療法を行う意義が薄れていることを説明した上で，ASDの診断名を告知し，こうした発達特性が幼少期からあったことを生育歴に合わせて指摘した。さらに，それまで神経性やせ症の治療を優先していたが，今後は行動制限ではなく，まず発達特性に応じた対応を中心に治療方針を再構築し，もう一度治療関係を安定させたいと伝えた。母親は発達「障害」という言葉に対してひどく狼狽し，診断に対して否定的な意見を述べた。そこで，担当医自身も患者と類似の発達特性をもっており，それをなんとかやりくりして生きてきたことを告げた上で，患者に対して共感

する姿勢を示し，ASD に対する母親の理解を促した。一方，治療関係が崩れかかっていた患者に対しては，担当医が数時間面接を行い，各々のこだわりの強さや対人関係の悩みを話し合い，「私もあなたと同じように困っていた」ということを自己開示した。その結果，患者は同様の困難さを抱える先輩として担当医を認識するようになったと思われた。また，そのような担当医の率直な自己開示を受け，母親と本人がこれまでの生育や生活について会話する頻度が増えていった。その頃より，何かが変わった，距離が近くなったと母親が認識し始めた。また，親の責任で，あるべき家庭の姿として，入院という環境ではなく，本人の希望する自宅でどうにかしたいという強い決意を面接の度に語るようになった。また患者も入院のストレスを語ると同時に，自ら「変わりたい」と言うようになった。

　母親は退院に向けて次のように語った。「本人からお願いがあると言われた。『家に帰ったら最低 2 食は食べる。だから，食べて食べてって言わないで。今なら食べていい，というタイミングがあるから。何も言わないで。ここでもそういう食べたい時があったから』と言われた。私たちから見て食べていなければ，必ず病院へ連れて戻る。母の日に手紙をもらった。『こんな病気になってごめんなさい。本当はパパもママも変わったから，自分も変わらなきゃ』という手紙を。だから，数日かもしれないがやってみたい気持ちがある」。また，その頃より，それまで医療者とほとんど関わりがなく仕事に忙殺されていた父親が，頻繁に病院に訪れるようになっていた。病前，本人と父親の仲は極めて良好だった。しかし，強引に連れられて医療機関を度々受診するようになったことで，本人は父親に対して強い陰性感情を抱いていた。そのことにより，父親もいつしか距離を置かざるを得ない状況に追いやられていた。また，両親同士も原因探しを行い，お互いを批判的に責め合うなどし，患者の回復に向かうための素地が整っていなかった。そのような父親の行動が，ASD の告知と担当医の自己開示により，軟化した。むしろ積極的に本人とテレビ電話で頻繁に連絡を取り合うようになり，担当医とも頻繁に面接するなど，父親自身が治療に対して意欲的に関わってくるようになった。さらに，母親と同様に，父親も患者のパニックや危険行動を認識した上で，退院の要望を語った。「退院したい，という本人の言葉を信用してあげたい。否定ではなく。昔からこだわりはあった。例えばリップクリームも絶対に塗らない。そういうのが延長線上で続いて今に至っている。もうちょっと家の中で気づいてあげて対応

できていれば，ここまでにはなっていなかったのかな」と，今までの生活，
入院の様子を振り返り，家族のあり方について言及し，家族の中で見守っ
ていく重要性を口にした。

　このようにして家族関係の劇的な改善と転機を迎えたが，なおも食事摂
取量は安定せず，体重も増えず，BMIは13kg/m^{2}程度だった。しかし，
家族の決意は固く，また治療上の行き詰まりとその打開の必要性から，患
者を退院させざるを得ない状況となった。最悪の事態を想定しながら，学
校や保健所，最寄りの医療機関など各関係機関と連携を十分行い，再入院
の限界設定を行った上で自宅退院となった。退院後，患者は家族の全面的
な支援のもとに登校し，行事にも参加した。低体重の状態を考えれば無謀
な試みだったが，家族は一致団結して食事や生活の適応に全力を注いだ。

　数週間後，禁止されていた体重計に乗ったことを契機にパニックとなり，
再び拒食，過活動を止められなくなった。退院から約1ヵ月後，家族も本
人も限界を感じた。その時点でBMIは10.5kg/m^{2}まで低下しており，身
体的危機のため緊急で再入院となった。入院後から持続的な頻脈がみられ，
再栄養症候群が疑われた。極度の飢餓状態，著しい精神運動興奮のため抗
精神病薬で鎮静，身体的拘束を行い，末梢点滴と経管栄養を併用しながら，
再栄養症候群の進展に注意して治療を開始した。精神療法として日々面接
が行われたが，やはりやせ願望の強固な患者は要求行動に終始した。しか
し，前回入院との違いが患者の中で鮮明になっていた。葛藤や陰性感情を
医療者に向けるものの，悪夢でうなされることや対人関係によって生じた
葛藤を話すようになった。その度に担当医は家庭内で精一杯頑張ったこと
を肯定した上で，「最も辛かったことは何であったか，戻ってはいけない
場所はどこか」ということを再確認しながら，治療への動機づけを促した。
本人は「二度と家族との辛い思いを経験したくない」と言い，両親も「二
度とあのような危機的な状態にさせたくない」という形で共通認識が得ら
れて，家族の罪責感を超えた信頼関係が獲得されたため，驚くほど治療は
発展した。違う見方をすれば，底つき体験を通過したとも考えられた。

　その後も治療関係は良好に進み，食事摂取や行動拡大も段階的に導入す
ることが可能になった。社会的報酬を得させるために担当医との散歩およ
びスポーツを段階的に導入した。散歩中，患者は食事のみならず学校での
問題を多く語るようになり，自己開示を行った担当医を伴走者とみている
ようだった。独特な認識や困り感を共有し，対処行動を見出す努力を続け

た。病院や院内学級で葛藤が生じても，散歩で景色が変わることによって安定するようになり，担当医との交流自体が治療への強いモチベーションとなっていた。

　再入院 2 ヵ月後，BMI は 14kg/m^2 に達し食事摂取も良好だった。担当医とのスポーツという適切な対処行動により過活動を抑制できているものの，葛藤も依然として残っていた。とくに，体重の数値に対するこだわりを修正できず，担当医は行動制限療法の弊害を感じた。しかし，対人関係への不安は度々話すことができ，隠すことはなくなった。揺れ動くこともあるが，その都度，散歩をして景色が変わることで，安定することができた。母親とも良好な関係を維持し，衝突しても関係を修復することが可能になった。再入院から 4 ヵ月後，BMI は 15.8kg/m^2 に達し，食行動も正常化したため退院となった。退院後はあえて体重やカロリーを問題にせず，自宅や学校への適応に重点を置いて関わり続けた。とくに，外来でも散歩の時間を大切にし，担当医は伴走者として一貫した共感の姿勢を貫いた。

❹ 「発達特性」を中心軸とした家族関係の再構築

　当初はパニックや離棟，家から飛び出すなどの問題行動があり，さらに低体重が重なり治療は困難であると思われた。しかし最も深刻な時に，両親が本人の病的な自己を認めて患者の希望を尊重，受容し，かつ家族全体で協働して家庭内での課題を見出した。とくに，発達特性への理解から，それまでお互いを責め合っていた感情を昇華させ，ときに医療者に陰性感情を抱きながらも回復という方向性を確立した。むろん，それのみで摂食障害から回復できるわけではなく，一時的ではあったが家庭での不適応はさらに極まった。しかしながら，発達特性をもつ患者を受け入れるという家族の以前と異なる姿勢が再構築され，「摂食障害としてではなく，ASD として対応する」という治療的な構造と一致したと考えられた。結果，その後の治療経過は驚くほど順調に進み，患者はしばしば迷いや不安を露わにしながらも，担当医との散歩などを通じて強い治療同盟を形成し，回復へのモチベーションを維持できた。再燃

の恐れは常にあるが，本人の中で「回復に向けてとどまりたい」という
意思がある限り，担当医と一緒に乗り越えていけると思われた。退院後
は常に入院という選択肢をもちつつ，家族が自発的に課題を見つけ，か
つ解決への努力をしていた。逆説的ではあったものの，治療者が入院不
適応による陰性感情の引き受けを行ったことにより，患者は家庭の中で
生きられる居場所を確保できた。そして，家族の罪責感の軽減という治
療者の一貫した関わりが親子関係を修復するという執りなしにつながっ
たと考えられた。

⑤　児童思春期の入院治療について

　児童思春期における入院治療は，低体重による発達や成長への悪影響
を防ぐために推奨される[11-14]。しかし，入院という治療環境が社会的孤
立を引き起こし，それにより悪影響をもたらす可能性を常に考慮しなけ
ればならない。教育や人間関係の遮断は社会的な機能障害をもたらすこ
とが示唆されているだけでなく[12,15]，その途切れが治療関係の中断にも
関係し，回復へのモチベーションを阻害するとも言われている[16]。また，
入院中に生じる医療者との摩擦により，罰せられる気持ちが高まり，罪
責感を増幅させる可能性も質的研究により報告されている[17-19]。そもそ
も，入院治療を長期に続けたとしても中核症状は変化しないことが示唆
されており，やみくもに入院期間を延ばすことは推奨されていない[20]。
それでも身体的危機のため入院治療が避けられない場合，やはり治療同
盟こそ改善と関係すると指摘されている[21,22]。また，自分自身を変えた
いという強い動機を支える治療同盟こそが体重を維持させる原動力とな
り得るのである[23]。最近では，入院治療後にFBTを組み合わせること
が有効との報告もあり，良好な治療関係を維持させることは不可欠なの
だろう[24,25]。また，日本の報告では，Tasakaらが肥満恐怖を乗り越え
るためには患者のモチベーションが重要であり，とくに学校適応が悪い

と予後不良の因子になり得ることを指摘している[26]。つまり、児童思春期においては、治療同盟および社会適応が最も大きな回復へのターニングポイントとなりえることを心得ておくべきだろう。

⑥ 児童思春期病棟における行動制限療法について

　当院では、基本的に修正された行動制限療法を行っている。行動制限療法は日本の摂食障害のガイドラインで推奨されている技法であり、とくに極度の低体重や飢餓状態への身体的治療を並行して行わなければならない状況では避けられない手段だろうと思われる[27, 28]。行動制限療法は、オペラント条件づけ、学習理論を徹底した野添新一による行動療法の入院プログラムに端を発している[29]。さらに、その方法を深町建が応用し、感想文を導入しながらその内容を丁寧に追い連日面接をすることで、行動制限という嫌悪刺激が患者の自己洞察を促し変容させることを見出した[30, 31]。ところが現在、マンパワーの不足などの問題もあり行動制限に関心がより一層注がれるだけで、精神療法が適切に行われていない、またはないがしろにされていることが懸念されている。入院の契機は医学的に危機的状態である場合がほとんどであり、前述の通り、身体的改善の目安として段階を踏ませるために行動制限を行うことは現実的な手法ではある。しかしながら、体重もしくはBMIに焦点を当てすぎて直面化を促進すると、当然のことながら肥満恐怖の強い患者の不安を煽ることになり、強い反発を招きやすい。その葛藤に親が巻き込まれると、治療契約の破綻につながる恐れがある。また、患者が医療者の期待する行動制限の計画や予定をこなせず、体重増加が進まないと、残念ながら医療者は不安や陰性感情を抱きがちである。この逆転移にうまく対処できないと、陰性感情が患者に向けられてしまう可能性がある。そもそも、患者が行動制限を受け入れられない場合は行動制限療法の導入を慎重にすべきだとも言われており[32]、構造化することの限界もありえる。

とくに，児童思春期における行動制限療法のエビデンスに基づく有用性はいまだ明らかにされていないことも留意点の一つであり，今後の課題だろう。

　直面化を通して対立関係になりやすい構造がありつつも，協働して乗り越えることに行動制限療法の意義はきっとあるのだろう。たとえ医療者への反発が巻き起こっても，回避行動の遮断による嫌悪や自己の気づき，つまり「なにくそ」という思いが部分的な治療の反応を引き起こしている可能性は十分にある。ここで思い起こすべきは，深町建が提唱した行動制限療法である。これは家族病理に拘泥せずに病気を患者自身の問題として直面化させるというだけではない。行動制限の間に精神療法をしっかり行うことによって治療関係が発展するのである[30, 31]。また，病因を家族に求めなかったそのことによって家族の苦悩が緩和され，家族全体の機能回復につながったことも想像に難くない。行動制限および行動拡大を段階的にこなすだけではなく，ときに治療を中断してでも説明を丁寧に行い，足踏みしても共に時を重ねて，本人の受けとめや成長を待つことも臨床的には必要不可欠な過程である。退行を許容することで，患者との同意を得て，治療への動機を引き出すことができれば，本患者のように劇的な改善を見出すことも決して不思議ではないはずである[33]。

7　病を担うことへの共感的態度

　もう一つ本患者で指摘しなければならない点は，摂食障害の発症とともに発達特性が顕在化したことである。摂食障害に ASD が併存する場合，やせ願望に加えてパニックや衝動行為の問題が大きく，治療が進展しない場合が少なくない[34]。その場合，筆者らが行ったように行動制限療法に固執することなく，摂食障害治療の枠組みからいったん外れて，発達特性への対応を優先すべきである。すなわち，こだわりの緩和や対

人関係の問題に対する介入，社会適応の重視などである。しかし，これらの視点は前述した家族の罪責感への対応や治療関係の維持と重なる部分が多々あり，治療者は患者やその家族とごく「常識的」に関わるべきであろう。

　本患者における治療の発展の契機は，発達特性に関する家族への告知が新たな洞察を生んだことと関連する。生育歴上すでに ASD に基づく生活上の困難が窺われたが，家族も一つ一つの思い出を治療者と共有することによって，その傾向を本人の性格の一つとして最終的に受けとめたと考えられた。さらに，過去の振り返りは病因論が多様であることを明らかにし，結果的に家族の罪責感を緩和したとも思われた。このように，治療の転回点は，あくまで「常識的」に家族に向き合ったことにあると筆者らは結論づける。

　最後に，治療者が自身の特性および人格をもって，家族に寄り添う伴走者として，かつ患者のよき理解者という役割を担い，距離感をあえて縮めたことも指摘したい。治療者の自己開示は，患者への悪影響がありえることを常に念頭に置きながら慎重に行われるべきであろう。しかし，治療関係がついに決裂しそうになった時に，治療者が捨て身になってあえて執りなしを行う以外に手段がなかったことも事実である。治療に限界を感じた時，家族の反対を押し切っても行動制限を押し通すのか，それとも治療構造が崩れてでも治療関係の再構築を試みるのか，治療者は決断を迫られ，そして筆者らは後者を選んだ。しかしながら，振り返ればこれもあえて特別な技法とは言えない。病に圧倒された子ども，歩むべき方角を見失っている家族を支援するために，まずは病を担うことの苦悩への深い共感的態度が必要なのはいうまでもない。一筋縄ではいかない遠い道のりの中で信頼関係の土台を豊かに築き続けることは，臨床家が常に立ち返るべきところであろう。そして，治療者の臨む態度が問われる危機的な場面こそ，創造的な治療関係が新たに生まれる契機になることを最後に強調しておきたい。

【　文　　献　】

1) Lock, J. and Le Grange, D. : Treatment Manual for Anorexia Nervosa : A Family-Based Approach 2nd ed., The Guilford Press, New York, 2013.

2) 鈴木太，牧野拓也，上村拓：青年期神経性やせ症に対する家族療法―family based treatment（FBT）の実際―. 精神科治療学，33；1405-1411，2018.

3) Forsberg, S., LoTempio, E., Bryson, S. et al. : Therapeutic alliance in two treatments for adolescent anorexia nervosa. Int. J. Eat. Disord., 46 ; 34-38, 2013.

4) Pereira, T., Lock, J. and Oggins, J. : Role of therapeutic alliance in family therapy for adolescent anorexia nervosa. Int. J. Eat. Disord., 39 ; 677-684, 2006.

5) Forsberg, S., LoTempio, E., Bryson, S. et al. : Patient-therapist alliance in family-based treatment for adolescents with anorexia nervosa. Eur. Eat. Disord. Rev., 22 ; 53-58, 2014.

6) Graves, T.A., Tabri, N., Thompson-Brenner, H. et al. : A meta-analysis of the relation between therapeutic alliance and treatment outcome in eating disorders. Int. J. Eat. Disord., 50 ; 323-340, 2017.

7) Godart, N.T., Rein, Z., Perdereau, F. et al. : Predictors of premature termination of anorexia nervosa treatment. Am. J. Psychiatry, 162 ; 2398-2399, 2005.

8) Lock, J., Couturier, J., Bryson, S. et al. : Predictors of dropout and remission in family therapy for adolescent anorexia nervosa in a randomized clinical trial. Int. J. Eat. Disord., 39 ; 639-647, 2006.

9) 下坂幸三：心理療法の常識. 金剛出版，東京，p.32-47，1998.

10) 下坂幸三：摂食障害治療のこつ. 金剛出版，東京，p.100-122，2001.

11) Golden, N.H., Katzman, D.K., Kreipe, R.E. et al. : Eating disorders in adolescents : Position paper of the society for adolescent medicine. J. Adolesc. Health, 33 ; 496-503, 2003.

12) Gowers, S.G., Clark, A., Roberts, C. et al. : Clinical effectiveness of treatments for anorexia nervosa in adolescents : Randomized controlled trial. Br. J. Psychiatry, 191 ; 427-435, 2007.

13) Katzman, D.K. : Medical complications in adolescents with anorexia nervosa : A review of the literature. Int. J. Eat. Disord., 37 (suppl.) ; S52-S59, 2005.

14) Schlegl, S., Diedrich, A., Neumayr, C. et al. : Inpatient treatment for adolescents with anorexia nervosa : Clinical significance and predictors of treatment outcome. Eur. Eat. Disord. Rev., 24 ; 214-222, 2016.

15) Gowers, S.G., Weetman J., Shore A. et al. : Impact of hospitalisation on the outcome of adolescent anorexia nervosa. Br. J. Psychiatry., 176 ; 138-141, 2000.

16) Saccomani, L., Savoini, M., Cirrincione, M. et al. : Long-term outcome of children and adolescents with anorexia nervosa : Study of comorbidity. J. Psychosom. Res., 44 ; 565-571, 1998.

17) Bezance, J. and Holliday, J. : Adolescents with anorexia nervosa have their say : A review of qualitative studies on treatment and recovery from anorexia

nervosa. Eur. Eat. Disord. Rev., 21 ; 352–360, 2013.

18) Colton, A. and Pistrang, N. : Adolescents' experiences of inpatient treatment for anorexia nervosa. Eur. Eat. Disord. Rev., 12 ; 307–316, 2004.

19) Offord, A., Turner, H. and Cooper, M. : Adolescent inpatient treatment for anorexia nervosa : A qualitative study exploring young adults' retrospective views of treatment and discharge. Eur. Eat. Disord. Rev., 14 ; 377–387, 2006.

20) Fenning, S., Brunstein Klomek, A., Shahar, B. et al. : Inpatient treatment has no impact on the core thoughts and perceptions in adolescents with anorexia nervosa. Early Interv. Psychiatry, 11 ; 200–207, 2017.

21) Bourion-Bedes, S., Baumann, C., Kermarrec, S. et al. : Prognostic value of early therapeutic alliance in weight recovery : A prospective cohort of 108 adolescents with anorexia nervosa. J. Adolesc. Health., 52 ; 344–350, 2013.

22) Hubert, T., Pioggiosi P., Huas, C. et al. : Drop-out from adolescent and young adult inpatient treatment for anorexia nervosa. Psychiatry Res., 209 ; 632–637, 2013.

23) Castro-Fornieles, J., Casulà, V., Saura, B. et al. : Predictors of weight maintenance after hospital discharge in adolescent anorexia nervosa. Int. J. Eat. Disord., 40 ; 129–135, 2007.

24) Godart, N., Berthoz, S., Curt, F. et al. : A randomized controlled trial of adjunctive family therapy and treatment as usual following inpatient treatment for anorexia nervosa adolescents. PloS One, 7 ; e28249, 2012. (doi : 10.1371/journal.pone.0028249.)

25) Madden, S., Miskovic-Wheatley, J., Wallis, A. et al. : A randomized controlled trial of in-patient treatment for anorexia nervosa in medically unstable adolescents. Psychol. Med., 45 ; 415–427, 2015.

26) Tasaka, K., Matsubara, K., Takamiya, S. et al. : Long-term follow up of hospitalized pediatric anorexia nervosa restricting type. Pediatr. Int., 59 ; 482–489, 2017.

27) 日本摂食障害学会監修，「摂食障害治療ガイドライン」作成委員会編：摂食障害治療ガイドライン．医学書院，東京，2012.

28) Amemiya, N., Takii, M., Hata, T. et al. : The outcome of Japanese anorexia nervosa patients treated with an inpatient therapy in an internal medicine unit. Eat. Weight Disord., 17 ; e1–e8, 2017.

29) 大隈和喜：神経性食欲不振症治療技法，深町の「行動制限療法」における行動制限の意義について．心身医，50 ; 1065–1073, 2010.

30) 深町建：摂食異常症の治療．金剛出版，東京，1987.

31) 深町建：続摂食異常症の治療．金剛出版，東京，1989.

32) Nozaki, T., Motoyama, S., Arimura, T. et al. : Psychopathological features of anorectic patients who dropped out of inpatient treatment as assessed by the Minnesota multiphasic personality inventory. Biopsychosoc. Med., 1 ; 15,

2017.（doi：10.1186/1751-0759-1-15.）

33）氏家武：児童思春期の摂食障害—心と身体の包括的治療について—．傳田建三，氏家武ほか編：子どもの精神医学入門セミナー．岩崎学術出版社，東京，p.121-135，2016.

34）和田良久：摂食障害と発達障害．精神科治療学，33；1327-1332，2018.

第 4 章

回避・制限性食物摂取症を
共に乗り越える

黒鳥　偉作　　阿部　隆明

---

1 回避・制限性食物摂取症とは何か

　回避・制限性食物摂取症（avoidant/restrictive food intake disorder：ARFID）は，Diagnostic and Statistical Manual of Mental Disorders（DSM）-IV-TR の「幼児期または小児期早期の哺育障害」から引き継がれ[1]，DSM-5 で新たに加えられた診断カテゴリーである[2]。児童思春期摂食障害については Lask らによる分類がよく知られており，臨床的に多く用いられている[3]。それと比較すると，ARFID は食物回避性情緒障害（food avoidance emotional disorder），選択的摂食（selective eating），制限摂食（restrictive eating），食物拒否（food refusal），機能的嚥下障害（functional dysphasia），特定の恐怖状態による食物回避（specific fear or phobia leading to avoidance of eating）などの広範な概念を含んでいるとみられる。DSM-5 の ARFID は有意の体重減少，有意の栄養不足，経腸栄養または経口栄養補助食品への依存，心理社会的機能の著しい障害によって特徴づけられる[2]。神経性やせ症／神経性無食欲症（anorexia nervosa：AN）との鑑別が重要であり，自分の体重や体型に対する感じ方に障害をもっている形跡がないという点で異なるとされる[2]。

　有病率でみると，ARFID は摂食障害全体の 5.0％から 22.5％を占めると考えられている[4-7]。先行研究によると，思春期患者においては，AN と比べ ARFID のほうがより若く，男性例もしばしばで，入院期間が長い上，経管栄養を必要とされるケースも少なくない[8]。一般的には，他の摂食障害のように入院治療を余儀なくされるほどの低体重になることは稀とされるが[9]，入院を必要とする例では AN と同等に予後不良と考えられている[8]。その理由として，低体重を呈さないために早期発見や介入が難しいこと，結果的に医療機関への受診が遅れることなどが挙げられている[4, 10]。治療に関しては，認知行動療法[11]に加えて，FBT[12]が唯一，児童思春期の摂食障害に対してエビデンスに基づいた有効性が示されているのみで，いまだ確立されてはいない。症例数が少ないため研究報告が蓄積されにくいことも，その一因だろう。

❷ 当科の ARFID 入院例の臨床的特徴

　筆者らは2007年 4 月 1 日から2017年 3 月31日までの10年間に ARFID により当院子どもの心の診療科に入院した患児を後方視的に調査した。症例 10 を含めてのべ 13 名（女性 11 名，男性 2 名）おり，初診から入院までの期間の中央値（25％，75％）が 4 ヵ月（2，5），入院時年齢が 11 歳（8.5，13），入院時体重が 25.7kg（19.8，29.8），肥満度[13]が−27.7％（−17.4，−32.0）であった。発症契機としては，胃腸炎が 8 名，熱中症が 1 名，母の嘔吐目撃が 1 名，人間関係が 1 名，窒息が 1 名，学校給食の臭いが 1 名で認められた。ARFID には 3 つのサブタイプの可能性，すなわち，①食べることへの無関心，②食物の感覚的特徴に基づく回避，③食べた後嫌悪すべき結果が生じることへの不安が DSM−5 によって示されている[3]。そこで当院の ARFID 患者を 3 つのサブタイプで分類したところ，食べることへの無関心が 0 名，食物の感覚的特徴に基づく回避が 12 名，食べた後嫌悪すべき結果が生じることへの不安が 1 名

であった。自閉スペクトラム症（ASD）の併存が 6 名（46.2%）でみられた。

　当科では，治療構造として行動制限を用いた認知行動療法を修正し，それぞれの患児にふさわしい形で提供している。低体重のため経管栄養を 6 名（46.2%）に行った。1 ヵ月以上定期的に処方された内服薬として，非定型抗精神病薬を 3 名（23.1%），選択的セロトニン再取り込み阻害薬を 5 名（38.5%），睡眠薬を 4 名（30.8%）に使用した。治療成績として，入院日数は 36 日（22，97），入院での体重増加は 0.9kg（0.4，3.7），再入院は 1 名（7.7%），退院後のフォロー期間は 15 ヵ月（13.5，22.5）であった。寛解のため終診に至った例は 10 名（77.0%）で，残りの 3 名のうち，ARFID は治癒したものの全般性不安症へ移行した例が 1 名（7.7%），転居が 2 名（15.4%）であった。総じて経過は良好で，早期介入および家族との協力が治療に大きな影響を及ぼしたと考えられた。また，入院のサブタイプが「食物の感覚的特徴に基づく回避」に偏っているが，おおむね入院治療の受け入れは良好で，むしろ食事の工夫や受容的な対応のみで回復している例がほとんどであった。

③ ARFID はどのように発症するのか

　ここで，ARFID 典型例の発症と経過を提示する。

● ● ○ **症例 10　10 代前半，男性**……………………………………………………
　同胞なし。普通分娩にて出生した。発達面の異常を指摘されたことはなかった。人見知りは普通で，強いこだわりやかんしゃくを示すこともなかったが，ごっこ遊びをすることがなかった。小学校入学当初はある程度適応できていたが，年度替わりにクラスや担任教諭が変わると過換気発作を起こすなど一時的に不安定となる様子がみられた。新しい環境や人が変わるとすぐには馴染めず，慣れるために時間を要した。真面目，几帳面だが，机の上を自分なりのやり方できちんと片づけないと落ち着かなかった。

友達との交流はそれなりにあったが，ふざけあうのが嫌で冗談で返せないこともしばしばみられた。成績は上位で，自分の好むスポーツに没頭し，自宅では関連する本を集め，読みふけっていた。

　小学校時，担任教諭による他児への体罰を目撃し，大変なショックを受けた。その頃より頻回の手洗いなどの強迫行為，手の運動チックが出現した。しかし，それを恥ずべき行為と感じ，友達には隠していた。そのような出来事からまもなく，部活動の試合中，接触した相手が大怪我を負うという事故が起こった。それを機に不潔恐怖および洗浄強迫が増悪し，友達と会うことに強い葛藤を覚え，不登校となった。さらに，自宅にて自傷や机を叩き破壊するなどの問題行為が現れたため，当院子どもの心の診療科を初診した。

　初診時は，強迫性障害，チック症と診断された。少量の抗精神病薬の処方が開始されると，家庭内適応は改善され，家事の手伝いもこなせるようになった。しかし，登校は強く渋った。集団行動が負担になっていることが考慮され，適応指導教室に通うようになった。しかし，少規模の教室であっても人数が増えると休みがちとなり，人を回避するようになった。その後，学校内の相談室へ登校するようになったが，同学年との交流では極度の緊張に陥り運動チックが増悪する様子がみられた。一方，家での生活には支障なく，家事や趣味を行うことはできていた。

　しかし，ある日の夕食時，パンが喉に詰まりそうになった。窒息するほどではなかったものの，飲み込むことで息ができなくなるのではないか，という不安を感じるようになった。それ以降，食事が思うように取れなくなり，ついには喉越しのよいヨーグルトと水分しか摂取できなくなった。家族旅行を楽しむなど日常生活は保たれていたが，食事摂取量はさらに低下していった。食べることに数時間費やすが全体の数割しか摂取できず，食事に時間を取られて本を読むこともできなくなり，第1回目の任意入院となった。その時点でBMIは15kg/m^{2}であった。

　嚥下に対する強迫症状と判断し，選択的セロトニン再取り込み阻害薬を処方し，飲み込みやすい栄養補助食品を併用させたところ食行動が改善された。その後，徐々に食事量が増えていったが，「胸の辺りが苦しい」という身体症状が出現し，嚥下に対する不安が転換されていると考えられた。それでも拒食に転じることはなく，3週間程度で退院した。

　退院後は様々な種類の食事を摂取することができるようになり，好きな

本を読むなど集中力の上昇もみられた。しかし，登校の話になると再び食事時間が延長するようになり，みるみる食事量が減少した。睡眠時間が長くなり朝起きられなくなるなど，睡眠リズムの障害も顕著になった。起きている間のほとんどの時間を食事摂取に費やすも嚥下できず，ほぼ不食の状態となった。BMI が 13kg/m^2 まで低下したため，退院半年後，2 回目の任意入院となった。入院時，礼節は保たれ診察には協力的だが，アイコンタクトは乏しかった。緊張した面持ちで，頻回の瞬きや首を動かすなど運動チックがみられた。やせ願望や肥満恐怖，身体イメージの障害は認められなかった。嚥下恐怖を訴えることもなかったが，食事に 2 時間を費やし 1 割程度しか摂取できなかった。WISC-IV 知能検査で全検査 IQ は 123 であった。

　本患者では器質的な原因のない食欲不振と著しい体重減少が認められた。しかし，やせ願望や肥満恐怖はなく，身体イメージの障害もみられない摂食障害であるため，DSM-5 に基づいて ARFID と診断した。ARFID の特徴として，不安症や ASD が合併することが指摘されている[5]。本患者においても発達面の問題が認められ，ARFID の背景に ASD があると推測された。幼少期に想像上の遊びを友達と共有することは難しかったが，高知能を有していたため生活上の問題がすぐに生じることはなかったのだろう。独特の整理整頓の方法やこだわりがみられていたが，不適応を起こすほどではなかった。しかし，環境が変わると切り替えが難しく，集団行動に対しても抵抗がみられ，不安が身体症状として表れていた。外傷体験を機に対人関係での不安が一気に増幅され，それに伴うように発達特性が顕在化し，対人コミュニケーションの困難さが前景化した。ARFID の契機としては窒息するかもしれないという恐怖心のため咽喉頭部に意識が集中し，発達特性によるこだわりと相まって，嚥下困難が強まったと考えられた。ただ，その背景には集団適応の困難に基づく学校生活への不安が窺われた。

4　嚥下恐怖を共に乗り越える

　本患者においても受容的な対応のみで精神状態は安定していた。しかし，さらなる食事摂取は困難であったため，本人の同意の上で胃管を挿入し経

管栄養を開始した。同意形成はスムーズに行われ，抵抗はみられなかった。いざ経管栄養が始まると，ほぼ1日中臥床していることが多く非活動的で，外界からの不必要な情報を遮断しているかのようであった。穏やかに過ごしていたものの，嚥下の話になると空嚥下を繰り返し，瞬きを頻回に繰り返すなど運動チックが増悪した。さらに，胃管のテープの留め方にこだわり，自分の思うようなやり方にならないと過換気発作を起こすなど不安が身体化された。言語化に乏しく自制的に過ごしていたが，入院2週間後，本人から「できるだけ薬に頼りたくない」と初めて自発的に希望の表出がみられた。本人からの申し出，意思を肯定し，選択的セロトニン再取り込み阻害薬を中止した。その後も精神状態は安定しており，経管栄養を徐々に増量（最大2,100kcal/日）した。

　入院3週間後，嚥下機能評価を含め口腔外科へコンサルトした。空嚥下テスト，水飲みテストで明らかな異常はなく，ゼリーの飲み込みも問題なくできた。口腔外科医師より嚥下の仕組みや実際の様子について詳しい説明があった。また，ゼリーを飲み込む時に過度に咀嚼してしまう，下顎や肩に過剰に力が入ってしまう所見があり，緊張を和らげることが重要とアドバイスされた。さらに，嚥下訓練の練習方法（前屈し嚥下する，息を吸って嚥下する）を1日3回のみ行うよう指導された。それから，彼は決められた練習を毎日実践するようになった。開始から数日後，「食べ物が喉に入ってきたときどのタイミングで飲めばいいのか。下の山を越えてすぐ飲み込めばいいのか，ある程度時間が経ってから飲み込んだらいいのか，口腔外科の先生に聞きたい」と自発的な質問がみられた。しかし，経口摂取を促しても「まだいい」という返答のみで，ひたすら嚥下の練習を飽きることなく繰り返していた。

　入院2ヵ月後，病棟のレクリエーションで絵画に取り組んだところ，湯気を立てたご飯がお皿に盛られている様子を描いていた。入院2ヵ月が経ち，BMIはようやく15kg/m^{2}に達した。口腔外科医師の再診とあわせて，本人の同意を得て透視下による嚥下造影検査が行われた。透視室にて造影剤と食事の味が付加されたゼリーをあわせて飲み込み，ビデオモニターで食べ物が喉を通過する過程を直接確認することができた。また，口腔外科医師が，嚥下が正常であることを即座に説明することにより，本人は安心を得たようである。その日の夜，経鼻胃管を挿入したままゼリーによる嚥下訓練食が開始となった。嚥下訓練食の回数を徐々に増やしていったが，

食事摂取への抵抗は頻繁にみられた。しかしその度に，「固形物を噛むの
は 15 回まで」，「やわらかいゼリーはそのまま飲む」など具体的なアドバ
イスが与えられた。毎日の朝食時には口腔外科医師が必ず来棟し，見守る
ことでさらに安心を提供した。嚥下する度に適切に褒め，かつ具体的なア
ドバイスをその都度与え，回復するための道筋が整えられていった。

　入院 3 ヵ月目，低刺激ソフト食（パン・麺禁止，7 分粥，1,500kcal/
日）を開始した。35 分程度で食べることができたが，繊維質の多い野菜
を食べたときに窒息恐怖が思い起こされ，一時的に食べられなくなること
があった。しかし，次の食事には口腔外科医師が隣で見守り，再び食事摂
取ができるようになった。その後食行動の異常は認めず，運動チックもい
つの間にか目立たなくなった。入院 4 ヵ月目の退院時は，BMI が 16.4kg/
m^2 であった。退院後も嚥下恐怖や強迫症状は消失し，むしろ食生活に喜
びを見出す家族との交流が増えていった。

　家族に対しては発達特性に応じた対応を同時にアドバイスした。その際
には，病気や学校不適応に対する家族の負い目も十分に配慮し，それでも
なお特性を生かした本人なりの生き方があることを共に模索した。家族も
病気を理解し受容的に関わり，本人のペースが守られるようになった。す
ると家族の共通の趣味だった運動も自然と行えるようになっていた。さら
に，スポーツ施設に通い，体を動かすことに楽しみを覚えた。施設には年
上の利用者が多いものの，老若男女が集う場所だった。そこで，同じ趣味
を共有する仲間との何気ない会話がみられるようになり，とくに世代を超
えた交流が頻繁にみられるようになった。また，施設の外でも関係性が維
持され，多様な関わり方ができるようになり，スポーツを通じて対人関係
への自信を獲得していった。退院後 1 年以上経過し家族のみ外来受診する
だけになっていたが，BMI 21.8kg/m^2 まで回復し，食事に関する問題が
再燃することはなく，ARFID は治癒したと考えられた。自分の居場所を確
保し，社会との新たな関わりを自ら見出したため終診となった。

　本患者の治療の進展には嚥下造影検査によって視覚的に嚥下の状態が
示され，安心につながったことが大きかった。過去の文献によれば，機
能性嚥下障害の評価に嚥下内視鏡検査が有効であるとのケースシリーズ
の報告があり[14]，とくに本患者のように自閉症圏の発達特性をもち高機

能である患者に視覚的にわかりやすい情報を提供したことが有効であっ
たと思われた。また，専門性の高い口腔外科医師が嚥下訓練の方法を段
階的かつ明確に提示したことも重要であった。さらに，信頼を寄せる専
門家がほぼ毎日来棟し，本人の感じている苦痛に対して一貫した共感的
態度を示し，熱心に関わったことも治療的に作用したと考えられた。主
観的な想いや偏りを押しつけずに適切な距離感を保ち，彼の意思を十分
に尊重しつつ，何よりも本人の苦悩に寄り添えるよう信頼関係を築く努
力を怠らなかったことが治療の一助になったのではないか，と考察す
る。

5　ARFID から AN への移行について

　本患者では，自身の体重や体型に対する認知の障害は一貫してみられ
なかった。ARFID を診断する上で重要な鑑別疾患は AN であるが，鑑
別の試みは案外容易ではない。経過中に症状が変化してしまうというこ
とも指摘できるが，日本では肥満恐怖や身体イメージの障害の明確でな
い AN が多く存在し，それらを AN と診断するか否かの議論はいまだ
に続いている[15, 16]。むろん，ARFID が AN に先行する可能性もありえ
る。Norris らは，ARFID と診断された 34 例のうち，4 例が最終的に
AN へ再診断されたと報告した[6]。ARFID は AN と異なる精神病理を
有すると考えられるものの，思春期における不安を背景に症状が重なる
だけでなく，AN の発症因子そのものになり得るのではないだろうか。
そこで，炎症性腸疾患罹患を契機に ARFID を発症し，AN に移行し入
院治療を要した症例を紹介し，考察を深める。

● ● ● 症例 11　10 代前半，男性・・・
　同胞なし。これまで発達の異常を指摘されたことはなかった。人見知り
はなし。幼児期はもともと動作が活発で，外出をすると走り回ってどこか

に行ってしまい，見つからないことが多々あった。保育園で異常を指摘さ
れたことはなかったが，ごっこ遊びをしなかった。また，前もって予定を
言わないと行動に移すことができなかった。図鑑やことわざ辞典が好きで，
口は達者だった。上記のようなことがあり，両親は本人の「取り扱い説明
書」が必要と思ったことがあったという。食べ物の好き嫌いはなかった。
小中学の成績は普通で，明らかないじめはなかった。元来控えめで，我慢
強く，頑固な性格だった。

　初診する2年前，小児科で炎症性腸疾患と診断され，免疫抑制剤の内服
と食事療法が始まった。その後，腹痛や排便痛などの症状のために宿題や
課題をこなせなかったことを担任教諭から指摘され，自責感を募らせ不登
校になった。症状に対して固執するようになり，「こんなに（食事療法を）
やってるのになんで治らないんだよ」，「もっと悪い食生活をしている人が
いるのに，なんで自分ばっかりこんな病気になって」，「自分の体を消した
い」，「夢の中にも逃げ場がない」という発言を繰り返した。また，疼痛を
避けるために食事摂取を故意に避け，また偏食がみられるようになった。
とくに排便痛の訴えが強く，「便はいい。でも，なんで痛いんだ」，「1日2
回の排便は耐えられない」，「何をやっても無駄なんだ」，「こいつ（排便痛）
が邪魔なんだ」とさらに悲観していった。

　ついに希死念慮が出現し，当院子どもの心の診療科を初診した。その後
も腹痛や排便痛，血便に強い嫌悪感を示し，食事量はさらに低下していっ
た。初診から2ヵ月後，食事を全く拒絶するようになり，医療保護入院と
なった。入院時は著しい興奮があり，さらに自傷行為のため身体拘束を開
始した。当初は「もういい，死なせてくれ」，「入院させやがって，こんな
ことしやがって」と叫んでいたが，入院2日目には発語に乏しく沈みこん
だ様子で，ただ「死にたい」とつぶやくようになった。身体拘束を中止し，
少量の選択的セロトニン再取り込み阻害薬や抗精神病薬の処方を開始した
が，意志発動性の低下は改善されなかった。入院2週間目，依然として食
事摂取低下が続いており，経鼻胃管を挿入し経管栄養を開始したところ，
栄養を注入することに強い拒否を示した。そのことが嫌悪刺激になったの
か，自ら経口栄養剤を摂取するようになり，経鼻胃管を抜去した。食事摂
取も徐々に増え，折り紙を作るなど意欲の改善が認められた。希死念慮は
消失し，家族との関係も改善された。

　入院1ヵ月後，炎症性腸疾患の病勢を抑えられないため生物学的製剤を

導入され，退院となった。退院時は，これまでの生活歴および強いこだわ
りから ASD と診断し，炎症性腸疾患による強い疼痛のために食事を回避
するという ARFID を発症したと考えられた。

　退院 1 週間後，両親が言い争うところを目撃し，抑うつ的になった。そ
の出来事を契機に食事への抵抗が再燃しただけでなく，さらに自ずと肥満
恐怖を訴えるようになった。直後の外来受診時以降，「2 人の自分がいる」，
「太るのが許せない」，「もっとやせれば自信がもてる」，「食べなくても生活
できる」といった発言が頻繁にみられた。支持的・受容的に関わり，いっ
たんは精神状態の安定をみたものの，再び両親の不和を目撃し，拒食へと
一気に傾いた。「一度食べ始めてしまうと止まらなくなってしまう。結果
的に太ってしまうのがこわい。太ると病気も悪くなっちゃうし，やせてい
たいから。鏡を通して見ても太って見える」，「自分で決めたものじゃない
と食べられない。計算して量を決めないと食べられない。前は好き放題食
べられていたけど，今は自分で制限してしまっている」などと語り，明ら
かに AN の心性へと移行した。

❻ AN の発症要因としての ARFID

　AN の病因はいまだ不明な点が多く一元的には説明不可能であるが，
いくつもの要因が重なって発症すると思われる。子どもの心の診療科で
の AN の発病契機を調査したところ，体型や体重についての友達や家
族からの指摘，学校健診での体型や体重についての指摘，いじめ，部活
の顧問からの指導，部活や勉強による多忙，ダイエットへの興味，芸能
人へのあこがれなど，原因は多岐に渡った。症例 11 においては，腹痛
や排便痛，血便に対する嫌悪感とこだわりが前景化し，学校や家庭での
不快な出来事が重なった末に食事を回避するようになった。食べた後嫌
悪すべき結果が生じることへの不安があり，当初は ARFID と診断した
が，炎症性腸疾患再発への不安も相まって，最終的にやせていることに
喜びを見出す心性を獲得したと考えられた。本症例の経過からは，AN
の前段階として ARFID が存在したというよりも，AN の原因があまり

に多様であり，食事に関わる病態である ARFID もその一つに含まれて
いたのではないだろうか。本症例においては，ARFID に加えて不安や
葛藤が重ねられた結果，自身の対処能力を超え病状が発展したと考える
ほうが自然だろう。また，生物学的製剤を開始したことより腹痛や排便
痛は著明に改善し，身体症状は消失していたが，再燃への不安や過去の
記憶が想起されることによる苦痛が残存したと思われた。

　筆者は，本患者の ARFID 発症から AN への移行まで継続的に関わり，
揺れ動く心性を共有することができた。彼は，「カロリーを計算しない
と食べられない。表示がされていないものだと食べるどころか，買うこ
とさえできない。カロリーが高い物は買えない。食べた物を全部記録し
て，頭が数字でいっぱいになっている。自分の体を鏡で見ると，肋骨が
浮き出ていて，筋肉もない小枝みたいな状態。このままじゃ大変だと思
うが，うれしがっている自分もいる。一方，自分自身を追い込むのをや
めて健康的な体型に戻そう，と思う正反対の自分もいる。戻したい自分
と治したくない自分。その二人が心の中で激しく戦っている。本音が二
つある気分。もっとガリガリになって細くなりたい。でも，もう戻りた
くない。自分がやせすぎているという自覚はある」と語り，診察室でや
せ願望を明らかにしながらも葛藤を開示した。再び強制入院させられる
のではないかと不安になり受診を拒否することもあったが，週 2 回以上
の外来通院，面接を継続した。来院してもほとんど沈黙したまま診察が
終わることもあった。

　筆者は体重に焦点を当てすぎず，治療関係，つまり受診継続に重きを
置くことを第一に考えた。表面的な同情ではなく，炎症性腸疾患を患う
という重荷に耐えられず，AN の心性を獲得せざるを得なかった苦悩に
さりげなく寄り添い続けた。また，そのように歩まざるを得なかった葛
藤を一緒に乗り越える準備がある，という筆者の態度を明らかにした。
退院から半年後，体重や食事量を偽っていたことを彼は告白し，入院
治療の必要性を自ら口にした。「今は極端な考え方しかできていないん

じゃないかと思う。なぜ，そこまで食事に圧をかけているのか。39kgと言っていたけれど，本当は33.7kgしかなかった。これ以上やせていて何になるのか。骨になってしまうんじゃないか。今は最低で1日500kcal，最高で560kcal。誰かに言われたわけではない。ただ，いつの間にか自分で自分を追い込むようになった。入院も考えたが，前の入院の辛さを思い出した。でも，自分のために食事を食べる必要があると思う。過去は変えられないが，未来を変えたい」と述べ決意を露わにし，当科に再入院（前回とは違って任意入院）となった。入院時のBMIは12.6 kg/m^{2}であった。

7 回復過程としての喪の作業と新しい主題の獲得

　入院を決意したものの，「今の食事を食べても太らないという言葉を信用したいと思うが，信用できない自分もいる」と述べ，本人の不安は強かった。まずは信頼関係を維持させるために行動制限療法を導入せず，発達特性に応じて受容的に対応することを心がけた。肥満恐怖が強まる時もしばしばみられたが，筆者が連日，ともに散歩することを介して面接を行い，不安の言語化を促し，対処方法を一緒に模索した。結果として，「気持ちだけ言って（体重を減らす）行動には移さないようにしている」と述べ，前向きな姿勢がみられた。また「散歩」の際には，度々身体疾患の再燃への不安やこれまでの苦悩，苦しみが語られ，筆者はただ支持的・受容的に傾聴しながら，今に向き合う努力をしている患者を肯定し続けた。

　患者からは自然と自発的な発言が増えていき，「暇な時間をなくしたい，食事のことを考えない時間を作りたい」と院内学級への登校意欲がみられたため，段階的な参加が許可された。そのうちに，「中学校生活は病気で終わってしまった。でも，これからは変えられる」，「高校に行きたい」という動機につながった。しかし，徐々に食事への不安が受験

への不安へと移行しつつあり，また受験日が近づくと拒食に傾くなど悪循環に陥る傾向がみられた。事実，退院に向けた外泊を行ったところ，主食が食べられなくなるなど葛藤がみられた。帰院する度に「散歩」中に外泊の振り返りを行った。その際には，食事ではなく受験という課題に対して具体的なアドバイスなどを行った。悩みや戸惑いはみられたが，進学への希望が障害を乗り越える原動力となった。退院後，高校受験の面接と作文の試験を受けることができた。また，卒業式前日，地元校で約1年ぶりに友達と一緒に給食を食べることができた。彼は，心と体の病気のためにほとんど学校に通学することができず，勉強もままならなかったことを素直に語った。学校生活に希望をもてない気持ちが治療を通して変化し，「自分もこれからの未来に夢をもてるように少しずつ変わった」と述べ，いつしか医療職に就きたいという希望をもつようになった。「自分の辛い思い，悲しかった思い，すべての経験を捨てることなく生かしたい」と決意しながら，新たな生活へと視野が広がっていった。

　治療の契機として，高校に合格し新たな人生を歩む意義を見出したこと，また治療者が本人の身体疾患に対する苦悩に寄り添いながら，学校適応を促す関わりをしたことが重要であったと考えた。ところで，Pettersen によれば，AN からの回復の最終段階は失ったものと直面し過去の自分と和解することにある[17]。症例11の摂食障害からの立ち直りの課題として，炎症性腸疾患の再燃の不安と回復してやせた姿でなくなることへの嫌悪があったと考えられる。さらには，腹痛や排便痛で苦しんだ過去の否定的な自己像の受容という主題があるように筆者は感じられた。生物学的製剤の使用によって症状は寛解したが，同剤の導入まで苦痛の日々を送らざるを得なかったことも事実であり，それが消し去ることのできない記憶として残されていた。その傷ついた自己像を代償するのがやせていて格好のいい自分であり，これによって ARFID から AN に進展したのではあるが，依然として背後にある主題は身体疾患の

重圧であったともいえる。AN から回復する過程はやせている特別な自己像を捨て，炎症性腸疾患をもつ不完全な自分を受け入れるという喪の作業であったといえるだろう[18]。そして，喪の作業には健康な自己が動員され，エネルギーの備給が再び完了した際にはすでに新しい主題に生きる自己を新発見したといえるだろう。むろん，喪の作業の継続こそ回復過程の重要課題であって，AN の高い再燃頻度を考えると喪の作業をいかに持ちこたえられるかが焦点になる。よって，悲哀の受け入れを共に行い続ける協働作業が極めて重要だと言える。

　症例 11 において，患者と筆者は苦しい出来事を共に引き受けることにより，それを乗り越えていく駆動力つまりレジリアンスを引き出す未来志向的な考えを生み出した。後から振り返ってみて，筆者自身も診察室で彼の深い苦悩を知り，彼の身体疾患に対する苦しみの頂点でしばしば沈黙するしかなかった。しかし，お互いの沈黙の間には，「なぜ自分がこの病気にならなければならなかったのか」という孤独と，同様の苦悩に対峙している他者が自分の他にもいる，という気づきへの促しが含まれていたのではないだろうか。生と病の周辺で生じる問題は普遍的な主題であり，摂食障害のみならず，何かを失わずには生きていけない，すなわち喪の作業を避けて通ることのできない人間存在すべてに関わることである。彼のこれまでの苦悩をへた上での「自分のすべての経験を捨てることなく生かしたい」という新たな主題の獲得は，摂食障害からの回復の道筋そのものであり，また人生における喪の作業の重要性を再認識させる。

【　文　　献　】

1) American Psychiatric Association : Diagnostic and Statistical Manual of Mental Disorders, 4th ed., text rev. American Psychiatric Association, Washington, D.C., 2000.
2) American Psychiatric Association : Diagnostic and Statistical Manual of Mental Disorders, 5th ed. American Psychiatric Association, Arlington, VA,

2013.

3 ）Bryant-Waugh, R. and Lask, B. : Overview of eating disorders in childhood and adolescence. In : (eds.) Lask, B. and Bryant-Waugh, R. Eating Disorders in Childhood and Adolescence, 4th ed. Routlege, London, p.33–49, 2013.

4 ）Fisher, M.M., Rosen, D.S., Ornstein. R.M. et al. : Characteristics of avoidant/restrictive food intake disorder in children and adolescents : A "new disorder" in DSM–5. J. Adolesc. Health, 55 ; 49–52, 2014.

5 ）Nicely, T. A., Lane-Loney, S., Masciulli, E. et al. : Prevalence and characteristics of avoidant/restrictive food intake disorder in a cohort of young patients in day treatment for eating disorders. J. Eat. Disord., 2 ; 21, 2014. (doi : 10.1186/s40337–014–0021–3.)

6 ）Norris, M.L., Robinson, A., Obeid, N. et al. : Exploring avoidant/restrictive food intake disorder in eating disordered patients : A descriptive study. Int. J. Eat. Disord., 47 ; 495–499, 2014.

7 ）Ornstein, R.M., Rosen, D.S., Mammel, K.A. et al. : Distribution of eating disorders in children and adolescents using the proposed DSM–5 criteria for feeding and eating disorders. J. Adolesc. Health, 53 ; 303–305, 2013.

8 ）Strandjord, S.E., Sieke, E.H., Richmond, M. et al. : Avoidant/restrictive food intake disorder : Illness and hospital course in patients hospitalized for nutritional insufficiency. J. Adolesc. Health, 57 ; 673–678, 2015.

9 ）Thomas, J.J., Lawson, E.A., Micali, N. et al. : Avoidant/restrictive food intake disorder : A three-dimensional model of neurobiology with implications for etiology and treatment. Curr. Psychiatry Rep., 19 ; 54, 2017. (doi : 10.1007/s11920–017–0795–5.)

10）Forman, S.F., McKenzie, N., Hehn, R. et al. : Predictors of outcome at 1 year in adolescents with DSM-5 restrictive eating disorders : Report of the national eating disorders quality improvement collaborative. J. Adolesc. Health, 55 ; 750–756, 2014.

11）King, L.A., Urbach, J.R. and Stewart, K.E. : Illness anxiety and avoidant/restrictive food intake disorder : Cognitive-behavioral conceptualization and treatment. Eat. Behav., 19 ; 106–109, 2015.

12）Fitzpatrick, K.K., Forsberg, S.E. and Colborn, D. : Family-based therapy for avoidant restrictive food intake disorder : Family facing food neophobias. In : (eds.) Loeb, K.L., Le Grange, D. et al. Family Therapy for Adolescent Eating and Weight disorders : New Applications. Routledge, New York, p.256–276, 2015.

13）日本小児内分泌学会：日本人小児の体格の評価：肥満度：性別・年齢別・身長別標準体重（http://jspe.umin.jp/medical/taikaku.html）

14）Thottam, P.J., Silva, R.C., Mclevy, J.D. et al. : Use of fiberoptic endoscopic evaluation of swallowing (FEES) in the management of psychogenic dysphagia in children. Int. J. Pediatr. Otorhinolaryngol., 79 ; 108–110, 2015.

15）中井義勝, 任和子, 鈴木公啓：思春期以降の回避・制限性食物摂取症の臨床症状について. 心身医学, 57：69-74, 2017.

16）中井義勝：DSM-5を用いた食行動障害および摂食障害群の診断について―診断を行うときの注意点―. 精神経誌, 118；867-879, 2016.

17）Pettersen, G., Thune-Larsen, K.B., Wynn, R. et al. : Eating disorders : challenges in the later phases of the recovery process. Scand. J. Caring. Sci., 27 ; 92–98, 2013.

18）Freud, S. : Trauer und Melancholie. In (hrsg.) Freud, A., Bibring, E. et al. Gesammelte Werke, X, Werke aus den Jahren 1913-1917, Imago Publishing Co., Ltd., London, 1946, Achte Aufl., S. Fischer, Frankfurt am Main, p.428-446, 1991.（伊藤正博訳：喪とメランコリー. フロイト全集14, 岩波書店, 東京, p.273-293, 2010.）

第 5 章

死を賭す発達障害と食べない生き方

小林　聡幸

1　神経性やせ症と発達障害

　近年の発達障害への注目は過剰診断の弊害を生むとともに定型発達と発達障害の線引きのしがたさを突きつけていると思う。摂食障害における発達障害の合併においても同様で，発達障害を思わせる徴候があっても，正常範囲の偏倚なのか，一時的な現象なのか，なかなか判断がつかないことが多いし，目先の身体的危機への対応に追われて，発達障害の有無について十分な査定はできないまま退院に至ることも少なくない。

　高機能の自閉スペクトラム症（ASD）だと，「幼少期には発達障害と気づかれずに思春期以降になって環境への不適応から二次障害として事例化することが多い」[1]などと論じられるが，思春期はともかくとして，それ以降まで気づかれないような状態を発達障害というに値するのかという疑問が湧く。その際はパーソナリティ障害の範疇で論じられることになるだろう[2-4]。発達障害とまでいわなければ，限定的ながら生得的な認知機能障害[5]が問題にされるかもしれない。こうした議論でよく引用されるのが衣笠の「重ね着症候群」[6]である。背景にある発達障害の傾向が軽微だと長期間認識されずに，成人になって種々の精神症状や行動障害を呈して，パーソナリティ障害や気分障害と診断されていると

いったものである。

　雑駁に捉えるなら，いずれも，摂食障害発症前から何らかの素因があるだろうという考えで，これは臨床的に首肯されるところがなくはない。また，永田[2]は摂食障害が遷延化するにつれて人格の病理（生きづらさ）が問題となってくると述べている。ただ個々の摂食障害症例においては，こうした印象が，治療がうまくいかない際の治療者側の逆転移に由来する可能性はよく吟味しておく必要があるだろう。

　「生きづらさ」は最近とみに使われる言葉だが，もともとは信田[7]がアダルト・チャイルドについて述べたもののようである。現在でも生育環境に起因する不適応状態あるいは不適応感についてこのように記述される一方で，発達障害の特性として言及されることが多くなった。つまり獲得的なものであれ，生得的なものであれ，幼少期から存在する「不適応状態への陥りやすさ」や主観的な不適応感のことを述べているようであるが，他方で時代や現在の社会こそが「生きづらさ」を生み出しているという観点もあり，平成という時代を「生きづらさ」で総括しようという論調[8]すらある。「生きづらさ」ゆえに摂食障害に陥るというモデルは一定の有効性があるが，獲得的な対人関係の偏倚と生得的な認知特性とでは対応に違いがあって当然である。

　摂食障害にASDが合併する頻度は種々の研究を大雑把にまとめると，10〜20%[1]ということになるが，ASDの診断基準や診断法によって変わってくる。さらに問題は低体重そのものによって，おそらく低栄養下での脳の機能不全として，こだわりなどのASD的な特徴が目立ってくるという知見である[1]。

　摂食障害では強迫性とひとまずは記述されるが，強いこだわりがみられることが多い。体重やカロリーなどについて現実には無意味なレベルの細かい数字にこだわるのはよくみられることであるし，体重が増えることへの恐れも強迫観念のように思われる。しかし，太るのが怖いので食べたくても食べられないと葛藤しているのなら神経症的な印象が強い

が，多くの神経性やせ症の患者は，体重の増加は怖いものとしつつも，体重を減らすことには喜々として取り組んでいるかのようにみえる。馬鹿げているとわかっていながらも，不安のあまり，ある観念や行為に没頭せざるを得ないという典型的な強迫の構造とは一線を画し，むしろ，ただただ自分がこだわった行為に没頭する，発達障害のこだわりに近い印象がある。

2 神経性正食欲症

　発達障害に合併した摂食障害についてしばしば書かれているのは，発達障害に由来するこだわりが摂食障害様の症状に帰結する場合である[1]。ただ実際のところ，摂食障害に由来するこだわりか ASD のこだわりかは明確に区別できるわけではない。しかし，そのこだわりが，やせたいとか太りたくないといったものとは一線を画すものだった場合，発達障害の関与が大きいものと考えられる。

　まず，そうした，健康的と本人が考える食事にこだわった挙げ句に低体重と栄養障害を来した症例[9]を提示する。

● ● ○ 症例12　30歳，女性……………………………………………………
　2人同胞の第2子長女として生まれた。発達の遅れの指摘はなかったが，幼稚園では一人遊びが好きで，ごっこ遊びもあまりしなかった。視線は合いにくく，会話は続かず，普段の状況が急に変わると混乱した。また，音や痛みに非常に敏感だった。小学校では，言葉での理解が表面的で，相手の気持ちを推し量るのが苦手だった。友人から「お菓子を買って」などとたかられ，そういう下心のある友人のあとをついていくばかりだった。常識的な考えが通じないと担任教師から注意されることが多かった。中学に進学すると，制服を嫌がったり，いじめられたりで1年生の2学期から不登校になった。不登校になるまでは学業成績自体は問題がなく，特別支援学級を勧められるようなことはなかった。別の学校に転校し，再び不登校

　になりかかったものの何とか卒業し，高校は通信制高校を中退した。以後，自宅にひきこもった生活を続けており，就労経験はない。両親と3人暮らしである。

　17歳時，患者の行動を注意する兄から逃げた拍子に2階から転落し，腰椎骨折で2ヵ月入院した。退院後，リハビリと称してビーガン（vegan）食にこだわりはじめた。19歳のときには8ヵ月間で体重が50kgから38kgに減少した。内科で摂食障害が疑われ，精神科受診を勧められたり，親だけが精神科クリニックに相談に行ったりしたが，本人の受診に結びつかぬまま，22歳時には「限定食」（米，豆，南瓜，舞茸，海苔，胡麻，塩）を始めた。23歳，下肢の浮腫と股関節痛が出現し，歩行困難となった。触覚に敏感となって綿ばかり着用し，髪も切らず，身なりにこだわらず，1日のスケジュールが思ったようにいかないと混乱状態に陥った。母が通信教育で精進料理を勉強し，栄養面でのサポートをしたが，27歳時には歩行困難で部屋から出られず，母が介護する生活となった。

　28歳，背中が曲がり，排泄もポータブルトイレとなり，本人もこれではいけないと思って，栄養食品のプロテインを摂るようになった。また，そのころ摂っていたものは，1日，米1合，豆乳1リットル，果物，野菜，野菜ジュースで，「限定食」を守っていたわけではないようである。29歳の夏，暑さのため食欲が低下し，家族は往診を頼んだが，患者は診察を拒否した。メモには「私は死にたいんです。けんじゅうじさつしたいんです。けんじゅうをください」などと書かれていた。両親は種々の医療機関を訪ねるも，本人の受診拒否のため医療介入できない状態が続いた。

　30歳の11月，頻呼吸，血痰を認め，ポータブルトイレからも移動できなくなったため，母が救急要請し，肺炎の診断で当院総合診療内科に入院した。入院の数日前からは「生きたいから食べなくちゃ」と言い，ラーメンを1日2回摂っていた。入院時の体重は30kgだった。翌日，当科医師が往診した際には，肥満恐怖を訴えることはなく，自分の体重が平均だと思っていたと言い，「むしろ太りたい」と述べた。ビーガン食を始めたことについては「野菜って体にいいじゃないですか。そういうのに憧れるんです」と言い，医師が肉にも栄養があると返すと「生きてるものを食べるってことに抵抗があって」と述べた。内科では，嚥下時にむせがみられたため，第10病日より嚥下リハビリを導入した。食事を肉類・乳製品は禁止とし，魚と卵は食べることで本人が納得し，食事量の増加には特に抵抗し

なかった。脊柱の前屈により座位で背痛が生ずるため、臥位で食事してい
たのが誤嚥性肺炎の原因と考えられた。肺炎治療後、第 22 病日、当科に
転科した。

　転科時には、体重は 27.4kg であった。元来の身長は 160cm で、それで
計算すると BMI は 10.7kg/m² であるが、脊柱前弯のため、入院後の臥位で
のおよその測定で身長は 135.0cm である。活性型 Vit.D ＜ 2.0pg/mL、Ca
6.5mg/dL、P 1.4mg/dL と低値で、ALP は 2,659U/L と上昇しており、
ビタミン D 欠乏性骨軟化症と考えられた。

　4 週ほどかけて 1,800kcal にまで漸増した食事はほぼ全量摂取した。ビ
タミン D とカルシウムの補充を行いつつ、リハビリテーションを導入した
が、脊柱の前屈と膝関節の拘縮が高度で、歩行できるまでの機能回復は困
難と考えられた。寝たきりという重篤な状態を苦にする様子はなく、後述
する喀血の際にひどくうろたえた以外は、状況に応じた感情の動きが感じ
られることはほぼなかった。会話も唐突な印象が強く、感情的な共鳴性の
乏しい独特な接触であった。

　リハビリのための転院ないし在宅医療が検討されているなか、第 69 病
日、突然、多量に喀血し、挿管のうえ ICU 管理となった。右主気管支から
出血しており、繰り返す炎症による肺動静脈瘻からの出血と考えられた。
肺動脈塞栓術では完全に止血することができず、止血のためには肺葉切除
が必要だが、手術は胸郭変形が高度であることから困難、また術後の呼吸
管理のために気管切開することも困難と判断された。

　保存的治療で止血し、呼吸管理から離脱し、リハビリ継続のため、第
136 病日、自宅近くの総合病院に転院した。

　やせるためや太るのを恐れてではなく、他の何らかの理由で体重を
減らしてしまう状態を DSM‒5 では回避・制限性食物摂取症（ARFID）
と呼ぶわけだが、患者本人が健康的と考える食事にこだわるあまり、不
健康な状態になってしまう病態、すなわち「健康な食事を摂ることへ
の不健康な強迫観念」を抱く状態を神経性正食欲症 orthorexia nervosa
と呼ぶ論者[10] がおり、症例 12 はまさにそれに当たる。ベジタリアンの
背景的思想としては「動物の権利」運動と健康上の配慮という二面があ
り[11]、とくにビーガンでは動物虐待としての肉食を避けるという思想が

強いが，リハビリと言って始めた本例は健康性のほうに関心があったようである。動物性の素材を一切拒否するビーガンでは必須栄養素を逃さないためには栄養学的知識に裏づけられた配慮を要し，患者が実践した「限定食」にも，ビタミンＤの摂取源として舞茸が含まれているのであるが，おそらく患者の実践には十分な知識の裏づけがなく，栄養障害を来したものと思われる。

　一般に神経性やせ症の患者はカロリーを気にするので，ベジタリアン的な食事になることが多い。とはいえ彼女たちは穀物は避けて葉物野菜ばかり食べるのでやせていく。症例 12 の「限定食」には穀類も含まれているのにもかかわらず体重が減少するような食事を続け，そのような食生活を改善するようにとの家族の説得もきかずに，食事スタイルを変えなかったところからして，体重増加を妨げる持続した行動がみられたと考えれば，神経性やせ症となる。しかし，明らかなやせ願望を示さず，体重減少のためのダイエットではなく，ビーガン食の実践が動機だったことを鑑みるに，ARFID と診断すべきであろう。

　他方，一人遊びが好き，言葉理解が表面的，相手の気持ちを推し量るのが苦手といった本例の病歴からは他者の心理の把握に問題があることがうかがわれ，担任教師による「常識的な考えが通じない」という評価は，独特なこだわりに捉われていたことを示唆する。入院後に施行したAQ[12]（自閉症スペクトラム指数）は 23 点とカットオフ値（33 点）に達しなかったが，これは自閉症傾向がないとみるのではなく，自己の対人関係について洞察できないほどに対人的認知の障害が重いとみるべきだろう。家族へのインタビューに基づく PARS[13] －TR（自閉スペクトラム症評価尺度テキスト改訂版）では，幼児期ピーク値で 16 点（9 点以上が ASD の疑い），思春期成人期が 33 点（20 点以上が ASD の疑い）という結果だった。以上を総合すると ASD と考えられる。

　摂食障害の患者では，治療の拒否が大きな問題となる。本例におけるビーガン食へのこだわりが精神障害の一症状であるなら，治療拒否に抗

してもっと早期に医療介入をするべきであったというのは，もっともな考えではあるが，全身の骨変形という悲惨な結果を踏まえた後知恵に過ぎない。結果的に患者のこだわりが何ら健康被害を生まなかったとしたら，強制的な医療介入は人権侵害ではなかったかという反省が生ずるだろう。患者を受診させようと家族は努力を繰り返したのだが，人権を踏まえるかぎり，家族の希望があったとしても本人の診療拒否は強固な壁である。ここでは精神医療におけるオートノミーとパターナリズムの相克という問題が大きく関わっている。

　実際，救急部や ICU を介してしか精神科治療に結びつかなかった症例にも少なからず遭遇するのだが，救急搬送の前に精神科医が行動を起こせないだろうか。発達障害と摂食障害のために患者には自己決定能力が不十分であることを判定し，身体的危機の前に強制的治療を行うには，現行法では措置鑑定し措置入院という方策しかないだろう。だが，摂食行動のため生命の危険がある場合，精神保健福祉法でいう「自傷他害の恐れ」とみて強制的な介入を正当化できるかは問題含みである。おそらく法で想定しているのは，現に刃物を振り回しているといった状態であり，このまま放置しておくと 1 ヵ月後には命が危ないといった状況には適合しにくいのである。摂食障害は，直接的な身体損傷行為と定義される自傷行為にはあたらないものの，「それでも摂食障害が自傷ときわめて近接した行動であるのも確か」[14] という松本の指摘は自傷の文脈における摂食障害の扱いづらさをよく表現している。

　症例 12 は肺炎で救急外来に搬入されるという事態になってようやく医療のレールにのったものの，すでに身体は不可逆的な損壊状態にあった。そのうえそこに生じた合併症の治療はその身体状態によって阻害され，一命は取り留めたものの，おそらく次に大量出血したら救命できない。先に「後知恵」と述べたが，このような後知恵からすれば，本例のような患者のオートノミーはもっと抑制されるべきであると考えざるを得ない。発達障害を論じた文献[1, 15] では，個々の患者の特性に合わせ

た対応をすべきという総論がよく書かれているが，本例のような症例の場合，特性に合わせた対応とは患者の自律性を制限することまで含まれているとみなければならないだろう。

　摂食障害一般においてパターナリズムを持って対応すべきとはいえないし，「ふつうに食べる」[16] のではない生き方をすべて矯正しなければならないわけでもない。また，ASD すべてが自己決定能力を欠くわけでもない。特定のことにこだわって全体状況がみえなくなってしまうような障害を持った人が摂食障害に陥ったときに危険なのであろうと思われる。

　そのためには重度の ASD をあらかじめスクリーニングしておくことが必要であろうし，重度 ASD において摂食障害を合併したときに「自傷の恐れ」とみなして強制的入院という手段を執るべきといった，行政や司法を巻き込んだコンセンサスも必要だろう。

3 死を賭す冒険

　症例 12 のように社会適応がよくない場合は病歴の聴取だけでなんらかの精神障害が疑われるだろうが，一定期間就労もできている症例の場合，摂食障害で入院して初めて発達障害ではと疑われることがある。そうした症例が著しく生命の危険を冒しているのをみると，やはり発達障害の関与を考えざるを得ない。

　第 1 章で提示した症例 5 は「入院するくらいなら死を選ぶ」と言って入院拒否したが，彼女も ASD と思われる。医師の観点からしたら，入院しないということも死を選んでいるのである。とはいえ即死するわけではないから，対戦相手のいないチキン・ゲームとでもいうべきか，死の崖のぎりぎり行けるところまで突っ込んでいこうとしているかのようである。その結果，症例 5 は血糖値わずか 9 mg/dL とか，後述のように BMI 7.8kg/m^2 などというありがたくない記録を樹立するに至ってい

る。患者は死を賭して死に向かうゲームをしていることになる。

　死を賭す，ということは，死を覚悟することである。神経性やせ症の患者は死を覚悟しているわけでは，おそらくない。患者の見通す先には否認という忘却の川が広がっている。なぜ彼女たちに死がみえないのかはわからないが，死の崖の前では洞察力は低下している。元来の認知特性の問題なのか，低栄養による認知機能障害なのかは横断的には判別困難である。

　ただ，ASD の患者の場合，そのこだわりの強さが，死を賭す冒険に執着して生命の危険や身体の損壊へと向かう可能性を高めていることは確かである。第 6 章でみるが，これに対して，神経症的特性の強い患者の場合，どんなに体重が減っても死の危険域の手前で留まったり，そこで入院に応じたりして，危険を上手に避けつつ担当医を翻弄するゲームとなる傾向が強いように思われる。

　以下，症例 5 の経過の続きを述べる。

● ● ◗ **症例 5　承前。第 3 回入院時 40 歳，女性**⋯⋯⋯⋯⋯⋯⋯⋯⋯⋯⋯⋯⋯⋯

　肺血栓塞栓症などを併発した第 2 回の入院では，経管栄養で 35kg 超に増量したうえで，自宅で経腸栄養剤を摂取することができることを確認し，35kg を下回るようなら再入院という約束をして退院とした。自宅は遠方のため他院に通院することになった。

　しかし退院すると「野菜ジュースを飲むから大丈夫」といって経腸栄養剤を半分に減らして体重を減らし，再入院の約束も守らず，退院 7 ヵ月後からは転倒することが多くなった。退院 8 ヵ月後の体重は 24.3kg であった。9 ヵ月後，意識障害のため，近くの総合病院に搬送されたときは，血糖値が 16mg/dL であったが，入院の勧めにまたもや「入院するくらいなら死んだほうがまし」と述べ，父も「もう少し家でみたい」といって帰宅した。その数日後，やはり低血糖で同院に入院するも，本人の強い退院要求で第 22 病日に退院した。退院後も連日低血糖で搬送される状態で同院から当科に入院要請があり，父親の同意も得られたため，民間救急車で搬送され，第 2 回の退院から 10 ヵ月をへて，3 回目の入院となった。

体重は 19.3kg，BMI は 7.8kg/m^2 であった。過活動抑制のため身体拘束のうえ，行動制限療法を開始した。患者は特に抵抗することもなく指示に従ったが，退院は体重が 40kg になってからという医師側の勧めに対して 25kg になったら退院すると繰り返し主張した。電解質やビタミンの補充を行いつつ，低血糖対策として経腸栄養の持続投与をおよそ 500 kcal/日で開始し，1ヵ月ほどかけて 2,000kcal 超まで増量した。回診する度に行動制限の細目について事細かに質問してくるのが常だった。医療スタッフの話には耳を傾け，対話は成立するかにみえて，引き続いて自分の要求を述べるのは一方的だった。その他の話題，特に心情を問うような話題には答えなかったり，とってつけたような答えをするため防衛的という印象があった。行動制限事項の細部という事務的な会話に終始する様子は，担当医の1人をして「ロボットと話しているみたい」という感想をもたらすものだった。体重が増加するにつれて行動制限の細部確認の執拗さは軽快していったが，例えば行動制限が緩和されて持ち込まれた読み物は雑誌『今日の健康』であり，雑誌の内容について話を向けてみても，表紙に書いてある疾患に言及したりで，会話はまったく深まらなかった。試験外泊が近づいたときに，自宅でいちばん何をしたいか問うたときの答えは「全部」であった。行動制限は一応は守っていたが，拘束されていない身体部位を動かしてベッド上で運動するなど，やせ願望は強いことがうかがわれた。

25kg となった時点で，家族を含めて協議し，30kg までは体重を増やすということになったが，30kg となると家族も患者の退院要求に屈してしまった。家族面接の場では母はあまり発言しないのだが，父についていえば患者の回復に対していささか諦めの境地にあること，入院が長期化することでの経済的負担なども退院やむなしとする要因と推察される。経口で経腸栄養剤を飲んで 30kg が維持されることを確認したうえで第 118 病日に退院となった。やはり淡々と「もうここには来ません」と前回の退院時と同じ台詞を言って退院していった。

6ヵ月後，おおよそ 20kg にまで体重を落とし，20 〜 30mg/dL の低血糖を繰り返して，当院救急部に入院した。入院時，低血糖以外に電解質の異常などはなかったが，翌日，突然心停止した。直ちに蘇生するも反応せず，両親は蘇生処置の継続を望まなかった。

　小学校の頃はいわゆる優等生タイプ，真面目で他人に気を遣う子だったというのだが，中学校から摂食障害となり 41 歳で亡くなるまで症状は続いた。父は仕事柄，家を空けていることが多く，母子家庭のようだったという。父の不在，母子の密着といった家族病理が摂食障害の発症に関与したようにもみえるが，症例 5 の個性にはかなり特異なものがある。

　専門職の資格を取って職場を転々としつつも 10 年ほど勤務しており，社会適応はさほど悪くなかったかのように思えるが，その仕事を選んだ理由について，例えば医者になるのに「病気が好きだから」というような，理屈は通るが常識的な感情にそぐわない理由を述べるのが印象的であった。入院後は行動制限という決まりを優等生的に守るが，会話は感情的交流を欠く「ロボットのよう」なものであり，小学校の頃も決められたルールを守るという範囲で優等生，他人に気を遣う子を演ずることができただけで，実は他者の感情が読みがたかった可能性はある。

　ASD が疑われ，1 回目の入院時に心理検査の施行を考慮したが，患者は頑なに拒否した。会話は真意を明かさない防衛的なもののようにも思えるが，内面を隠しているのではなく，自己の感情認知に問題がある可能性が高い。

　第 3 章の症例 9 とは異なり，成人の ASD の場合，入院してしまえば，行動制限療法というルールに従って，入院治療は順調に進むことが多い印象がある。死に迫るゲームが，入院後は課題をクリアして退院というゴールを目指すゲームに取って代わるのである。問題は退院後に再び死に迫るゲームに陥ることである。

　精神科医チームとしては諦めず何としても死なせないというメッセージを送り続けたつもりだが，感情的な疎通の成立しがたいこの患者のなかに何か響くものがあったかといえば極めて心許ない。上述のように発達障害の患者に対してはその特性に合わせた対応をなどと文献[1, 15, 17]には書かれているのだが，症例 5 の場合，どのように合わせることが可能

だっただろうか。生命の危険に陥ったときに精神科が介入するということ，それを倦くことなく繰り返すこと，倦むことの知らなさで患者に優ること，それしかないのではないかと思われる。

だが，自宅が遠方で外来治療をわれわれのもとで継続できないこと，両親がもはや諦めムードにあることから，断固とした治療対応をとることができなかった。

さて，神経性やせ症患者の死を賭す行動は，繰り返す低血糖発作や，低栄養からの感染症などに帰結することが多いが，次に示すのは，脱水から透析に至ってようやく精神科での対処となった遷延症例である。水分で体重が増えてもパニックになる神経性やせ症患者ではあるが，水を飲んでも太らないということはわかっているので，水分摂取を忌避することは少ない。次の症例が脱水を来したのはやはり独特のこだわりからであろう。

● ● ● ● 症例13　46歳，女性……………………………………………………

　兄，姉に次ぐ第3子である。幼少期から過保護に育ち，母への依存心が強かった。性格は神経質で自己中心的，気が強くプライドが高い。資格を取って専門職として勤務後，結婚して二女を儲けたが，27歳で離婚した。娘は2人とも現在は就職している。

　第2子を生んだ30歳頃から，食欲不振と体重減少が始まった。総合病院内科を受診し，摂食障害が疑われ，精神科を紹介されたが，短期間しか通院しなかった。この体調不良のため，8年間ほど仕事に就かず，実家に依存する生活が続いた。その後，パートタイムで仕事を再開したものの，体重減少が進み，42歳時にはほぼ床上の生活となった。内科を受診し，著明なるいそうと低血圧で入院したが，摂食障害の病態と考えられ，精神科病院に転院した。この入院中，自己中心的な言動が目立ち，パーソナリティ障害が疑われていたという。体重は30kgを越えたところで退院となったが，通院はしなかった。

　他方，原因不明の慢性腎不全を指摘されており，近医に通院していた。

44 歳時，下痢のあと無尿となり総合病院内科に入院，尿素窒素 64mg/
dL，クレアチニン 5.8mg/dL と腎機能障害を認めた。補液で腎機能は改善
したものの，入院中，下血し，若年性ポリポージスと診断され，当院内科
に通院するようになった。

　45 歳の年は，体重は 30kg 以下が続き，クレアチニン値は経時的に悪化
していった。食事や飲水が進まないために腎前性の腎不全を繰り返してい
たと考えられた。11 月，腎臓内科に入院，血液透析の導入が検討された。
補液すると腎機能が改善するが，点滴をやめると飲水量が少ないために，
腎機能が悪化するということを繰り返した。経口摂取が進まないことにつ
いて，精神科の介入が必要と内科医より説明されるが，患者は頑なに精神
科受診を拒否した。透析も拒否していたが，シャントの増設には同意し，
再度，入院が必要な事態になったら精神科受診するという約束をしたうえ
で，翌，46 歳の年の 1 月に退院した。

　退院後はほとんど食事を摂らず，脱水と衰弱が進行した。2 月，意識が
しっかりしなくなり，便失禁，手足の振戦，空笑などが出現したため，精
神科病院に入院した。補液にて改善し，脱水による症状性精神病と診断さ
れた。食事も何とか摂れるようになったため，3 月に退院した。体調は一
定の改善をみたが，長女・次女とも勤務時間が長いため，患者が家事の多
くを引き受けていた。

　5 月，全身倦怠感が強く，起き上がることも困難となった。尿素窒素
72 mg/dL，クレアチニン 4.4mg/dL，Na 126mmol/L，K 2.8mmol/L，
pH 7.15，HCO$_3^-$ 9.9 と腎機能低下および著明な代謝性アシドーシスを
認め，緊急入院のうえ維持透析が開始された。入院中，他患の食べ残しの
盗食がみられた。約束通り，当科へのコンサルトがなされ，精神科医が病
棟まで往診したが，「精神科医が何をしてくれますか」とけんもほろろで，
「もう来なくていいです」と取りつく島もなかった。が，ともかくも定期
的に患者のもとに訪問し，娘の助言もあって 6 月に退院する時点では月に
1 回程度は精神科に受診するということで納得が得られた。透析は近医で
継続された。

　外来ではやはり体重は減少傾向にあったところ，9 月に消化器外科でポ
リペクトミー（内視鏡的ポリープ切除術）のための入院予定が入っていた
ので，その治療が終わったあとに精神科に転科させることを計画した。と
ころが消化器外科では，貧血も進行しておらず，体重も少ない状態で，急

ぎのポリペクトミーの適応なしという判断となった。そこで娘と協議して，本人を説得し，30kgを越えるまで精神科に入院するということでなんとか同意を得た。娘も患者の身体状況への危機感に乏しく，患者の家事がないと辛いこともあり，若干入院を渋るところがあった。

身長160.6cm，体重27.2kg（透析前），BMI 10.6kg/m² であった。経口摂取で第9病日には28.3kgに増加したが，退院要求をして不穏となったため，医療保護入院に切り替え，身体拘束，経管栄養を開始し，目標体重35kgで行動制限療法を導入した。経口摂取と経管栄養を併用し，経管栄養を減らしていく方針とした。当初は抵抗なく行動制限に従っていたが，入院1ヵ月ほどして体重が33kgを越えたあたりから，肥満恐怖を強く訴え，経管栄養を捨ててしまったり，過活動となったり，確認はできていないが嘔吐していたものと思われ，体重増加が鈍り，減少に転じた。

透析は週2回を続けていたが，腎機能の回復がみられ，離脱も可能かもしれないという見解だったが，やめてしまうと再導入時にまた抵抗が強くて対応に苦慮するだろうという腎臓内科の見解から，週1回で継続することになった。

入院2ヵ月後，体重が33kgにもどり，経鼻胃管を抜去した時期に，右手のシャントに閉塞の徴候がみられ，左手に作り直す必要が生じた。患者は腎臓内科に転科してそのまま退院できるなら手術すると述べた。そこで転科後も32kg以上を維持すること，退院後は精神科外来に通院すること，30kgを下回ったら再入院することという約束を交わして，腎臓内科に転科した。

シャント増設後，腎臓内科を退院し，近医で週1回の透析を継続している。体重は30kg超を保っている。

病歴を探っていくと「自己中心的」とか「パーソナリティ障害」といった記述が出てくるが，症例13と接して感じたのは感情的な共感が成立しがたいことである。最初の訪問時，「精神科医が何をしてくれますか」，「もう来なくていいです」と表面的には拒否的なのだが，強い拒否感や嫌悪感を持って言っている様子はなく，かといって気を惹こうと拒否しているようでもない。2回目に最初の医師が行けずに，若手医師が代行で行くと，「精神科に入院しても話も聞いてくれなかった」「精神

科医が何の役に立つのか」などと理詰めで責め立てる。かと思うと，次に最初の医師が行った際には淡々と応ずる。当科転科後は，同室の神経性やせ症の患者に嫌味を言って泣かせるかと思えば，その患者から嫌がらせされていると娘に訴えるなど，操作的といってよいような言動がみられたが，いったい，やせていることで優越感に浸りたいのか娘の同情を得たいのかといった意図がよく読めない。看護師にはその場しのぎの嘘をつく。

　他方，娘の陳述によれば，もともと健康に関してはひどく心配性で，透析クリニックでカリウムの含まれた食事の取り過ぎを注意されると，心配して全体の摂食量が減ってしまったという。健康に対して心配症の人が腎臓に不可逆的なダメージを負わせてしまうという逆説的なことが生じている。本例がなぜ摂食制限とともに水分も制限してしまうのかはよくわからない。以前に水分の摂取し過ぎを注意されるといったことがあったのかもしれない。ともあれ，浅慮としかいうほかない行為であり，軽度精神遅滞なのではないかという疑いも持ったが，職業資格を考えれば，元来，知能水準に大きな問題があるとは考えにくい。すべてがちぐはぐで，何らかの認知障害があるのではないかと思われるが，低体重による脳機能の低下というよりも，「自己中心的」とか「パーソナリティ障害」にみえるような対人関係の認知障害と，細部にこだわって全体が見えなくなってしまうといった認知の問題がある ASD と考えると全体像が説明しやすい。

　症例 13 は退院後はおよそ BMI 12kg/m^2 にあたる 30kg 以上をなんとか保っている。週1回の透析で水分や電解質が補正されるのも破綻を防いでいるのであろう。通院間隔を延ばそう延ばそうとする傾向はあるが，通院拒否にまでは至らない。治療関係が成り立ったという手応えはないのだが，体重を減らすと入院させられるということで入院が嫌悪刺激となって，十分な値とはいえないまでも体重を保てているのかもしれない。

④ 食べない生き方

神経性やせ症の 10 〜 20％が遷延化する[18] といわれており，相当数の遷延症例がいるものと思われるが，東ら[19] は過去の報告で指摘されている遷延化の要因を，高年齢発症，下剤濫用，意図的嘔吐および大食，甚だしい体重減少，性格特徴とまとめている。彼らは 5 年以上の経過を遷延例としたうえで，遷延例はほとんどが過食を呈しており，父親のアルコール依存や社会不適応など家族の問題や，本人の性格傾向の問題が多いことを指摘している。性格特性については境界性パーソナリティ障害との関連に言及しているが，過食と嘔吐を繰り返し境界性パーソナリティ構造を有する一群の存在は臨床的には首肯できるところではある。他方，遷延ではなく，再発という文脈で，摂食障害のリハビリテーション通所施設利用者を調査した鈴木[20] らも再発群ではパーソナリティ障害が多いとしている。ただこちらのパーソナリティ障害は特定されていない。

また，強迫性を病理の特徴とし遷延化する一群もいる印象があり，症例 5 や 13 などはまさにそれに該当し，さらに顕著な症例は次の第 6 章で提示される。しかしながら，その強迫性がすべて発達障害の文脈に回収できるかは疑問である。

断続的ながら 6 歳から 30 年超の経過を追った遷延例[21, 22] を提示する。

● ● ● **症例 14　初診時 6 歳，女性**‥‥‥‥‥‥‥‥‥‥‥‥‥‥‥‥‥‥‥‥‥

会社員の家庭に生まれた。同胞は 4 歳年長の兄のみ。父方祖父母との 6 人家族だった。周産期に異常なく，小学校入学まで特記すべきことはない。母は産後 40 日で職場復帰したため，日中は祖母が患者の面倒をみていた。恥ずかしがり屋で消極的だが，強情な面を示すことが多い性格だった。

小学校に入学した年の 8 月，食事を残すことが多くなり，間もなく少量の水分しか摂らなくなった。脱水のため近医に 5 日間入院したが，その後

も同様で 9 月に当院小児科に入院した。身長は 123cm で，体重は 19kg
あったのが，15.6kg となっていた。ローレル指数は 84（100 以下がやせ
すぎ）であった。

　母親と離れるのを嫌がって泣き叫ぶため，家族付き添いのうえ個室への
入院となった。当時，研修医であった筆者が担当した。食事は摂らないも
のの興味を示し，おかずを細かく切ったりご飯に混ぜたりして遊ぶように
なった。家族とは会話したが，医療スタッフにはほとんど口をきかず，首
の振りで意思を示した。絵を描いたり，紙工作をしていることが多かった
が，家族画を書くよう促すと激しく拒否した。

　経管栄養で体重を回復したのち，第 30 病日から少量から経口摂取を試
みた。摂食の目標が達成できたらカレンダーにシールを貼るという行動療
法的対応を導入，第 37 病日にはシールを貼るカレンダーを患児・病棟保
育士・担当医で手製したところ，これがきっかけで，担当医とも会話でき
るようになった。その後，数日で摂食可能となり第 51 病日に退院した。
Wechsler 就学前児童知能検査（WPPSI）では，言語性 IQ 73，動作性 IQ
124，全検査 IQ 97 であったが，緘黙状態であり，言語性 IQ は低く算定
されていたと思われる。

　しかし同年 12 月，冬休みに親子で遊園地に行ったあとから，再び固形
物を摂らなくなった。翌年 2 月，体重 17kg で再入院となった。経管栄養
を開始し，同様の対応をとったが，効果はみられなかった。第 56 病日，
胃チューブの閉塞を機に摂食するようになり退院した。ここまでの経過は
既報告[21]だが，祖父母と両親との世代間の抑圧された葛藤が患児に影響し
た心身症的な拒食と考えた。DSM−5 を適用するなら ARFID に該当するだ
ろう。

　退院後は学校給食と帰宅後の間食だけの生活が続き，当時，小児科には
臨床心理士が不在のため当科の臨床心理士のもとに定期的に通って，箱庭
療法などを施行していた。小学校 4 年生の 12 月にはおおむね食事が摂れ
るようになり，外来通院も終結した。この時（9 歳）施行された WISC-
Ⅲ知能検査では言語性 IQ 111，動作性 IQ 116，全検査 IQ 114 であった
が，「類似」と「積木模様」が標準より下回っており，抽象能力の発達の
みが遅れていることが示唆された。

　しばらく食事は摂れていたが，小学校 6 年の 1 月から摂食量が減少し，
小児科に再度通院するようになった。中学校 2 年の 2 月に 31.2kg あった

体重が，中学校3年の8月には22kgとなったため，小児科で3回目の入院治療（56日間）が行われた。身長139.4cm，体重21.4kg，ローレル指数は79であった。経管栄養で栄養を補いつつ，経口摂取を促した。体重は23kgで横ばいが続いたが，家庭で摂食可能だったため退院となった。だが，その後も摂食量は低迷し，翌年（15歳）8月から1ヵ月半ほど4回目の入院治療が行われた。

　中学卒業後は通信制高校の入学手続きはしたものの，結局行かなかった。通常，小児科では高校生相当の年齢で成人の外来に移していることから，16歳の3月に当科に紹介となったが，待合まで来たものの帰ってしまった。その年の8月には小児科にやはり1ヵ月半ほどの入院治療（5回目）が行われた。この入院中に当科を受診し，以後，当科に通院したが，12月には体重が18kgにまで減少し，当科で約1ヵ月半の入院治療が行われた。この時は入院するとある程度摂食できるようになった。

　18歳の7月，18kgを割り込むようになり，当科で40日間の入院治療がなされた。経管栄養は拒否し，経口摂取を続けるも，19kg以上には増えないまま，ストレスからか抜毛が始まったため，外来治療に切り替えた。しかし，11月で当科通院は中断し，小児科（のちに子どもの心の診療科）に3ヵ月毎に通院し，臨床心理士のカウンセリングを続けた。体重は20kg弱程度で経過した。

　25歳の年，17.5kgに減少し，白血球数が1,600/μLと低値となり，入院を勧められたが，当科への紹介は患者・家族ともに望まず，しかし，内科に紹介しても専門外であると忌避されて，子どもの心の診療科医師が近医内科医院で経管栄養を行う方法を提案した。爾来，月に1度内科医院で経鼻胃管を交換し，毎日800kcalの経腸栄養を自ら注入する生活が続いている。カウンセリングは臨床心理士の退職に伴い，29歳で終了した。

　34歳の秋，栄養の注入後に腹満感を感ずるようになり，注入量を減らさざるを得なくなり，それまで20kgを越える程度で保っていた体重が18.9kgに減少した。このため入院含みで当科に紹介となり，35歳の春に16年ぶりに再診し，たまたま筆者が担当となった。ただ，受診までの間に経腸栄養の種類が変えられて，腹満感はなくなり，体重は着衣で21.0kg（身長140.0cm，BMI 10.7kg/m^2）に回復していたため入院は回避されたが，このような事態が再び起こることを懸念した両親の求めで，3ヵ月毎に当科に通うことになって3年ほどたつ。尋ねられれば淡々と答える

が自発的に喋ることはほとんどない。自宅では小さなデザイン画を描いたり，手芸をしたり，料理をしたり，家の中でも楽しいことはあるという。少量の食物を口にすることはあり，完全に経口摂取をしないわけではない。両手甲に痂皮が多発しており，カミソリで削ぐ自傷をしているという。何でしているのか自分でもわからないがしてしまうという。

　摂食障害の患者に在宅経管栄養[23]，あるいは在宅中心静脈栄養[24, 25]を行うという報告はあるが，少なくともわれわれの診療科では例がない。患者は経管栄養にしろ中心静脈栄養にしろ体重の増える処置を嫌がるので，入院環境であれば可能であっても，在宅で安全に施行できるのは限定的な症例であろう。

　症例14は小学校時の診断は心因性の拒食であったが，中学生時には神経性やせ症の病像となったと小児科のカルテ記載にある。しかし，中学生時にもそのあとにも食事を忌避するだけで，やせ願望や肥満恐怖を訴えたという記述はみられない。25歳時には臨床心理士に体重が増えることへの抵抗感をきかれて「別にない」と答えている一方で，その前年には食事（経腸栄養）を1日1回にしていることについて「食べたことを意識しないようにしている」，29歳ころには「おなかが膨れるのは苦痛なので，口から摂取するよりは，注入のほうが見ない振りをしてやり過ごせる」とも述べる。あるいは24歳ころ入院を避けたい理由として「入院になると，すべてが食事のことを中心にした生活になってしまう。気持ちが切り替わらない，家だったら他のことを考えられる」とも述懐しており，食事を意識しないことが，栄養を取り込むコツのようだ。小児期から経管栄養は嫌がっても，体重が増えるのを妨害するような行為はなく，全経過を通してARFIDの診断に該当するとみてよいようだ。

　しかしなぜ食べられないのかは謎である。本人にもよくわからないのかもしれない。カウンセリングの記録を繰っていってもそれに関する言明はみられず，少なくとも言語化はできない。当初は家族内の葛藤や本

人の強情な性格などが拒食に複合的に関与したと考えた[21]。実際，第1
回の入院後は父と祖父が対立し，祖父母と別居するという事態になって
いるが，それによって患者の状態が大きく好転することはなく，当初の
病態理解は有効なものではなかったと考えられる。いまとなっては，6
歳で発症し，小学校高学年で2年ほどは摂食の問題がなかっただけとい
う経過からして，家族の問題などではなく，本人の生来的な特質に原因
の多くを帰すべきとも思われる。その場合は，小児期より慢性的に低栄
養であって，それも発達に影響した可能性も考慮しなければならないと
ころが本例を解釈するうえでの難しさではあるが，発達障害の有無が問
題となるだろう。

　6歳と9歳時に行われた知能検査では平均かそれ以上の知能水準があ
り，通常ASDでみられるような下位項目の凹凸は認められなかった。
小児科で入退院を繰り返した際にもASD（当時は広汎性発達障害）の
合併が検討されることはなかったようである。37歳時に簡易知能検査，
AQ，PARS-TRを行った。知能検査はJapanese Adult Reading Test
で全検査IQ 121，コース立方体組み合わせテストでIQ 118であった。
PARSでは回答者の母親は患者の幼少期のエピソードをあまり覚えてお
らず，当てにならない結果ではあるが，ごく低値であった。AQでは，
社会スキルのみ7点とカットオフ値を越えていたものの，総合得点は
24点とカットオフ値以下だった。社会スキルについては社会参加の期
間が短く，判定が難しい。

　肥満恐怖ややせ願望は表出されないものの，摂食について何らかのこ
だわりがあった可能性はある。臨床心理士との面接が続いていた時期
に，「おいしかったもの」ときかれて答えているのは，とろける水よう
かん，あん肝の煮物，豆腐を温めたもの，香港粥などであり，喉ごしの
よいものを好んでいるようで，嚥下に関する知覚過敏などがあったのか
もしれない。もっとも，これは現在本人に聞くと，飲み込みづらさが特
にあるわけではなく，ただ食べることに抵抗があるということであっ

た。食べることへの抵抗についてそれ以上の内省はできず，体型へのこだわりなどに結びついているのかはっきりしない。経管栄養を施行してから，注入栄養量を増やすことができるのに，そうしないのは——増やせばおなかが苦しいなどと言うのだろうが——体重が増えることへの忌避があると推測してもよいかもしれない。そうであるなら神経性やせ症の診断が適切であろう。

　食べるという行為あるいは嚥下への忌避感が自閉症性のこだわりや知覚過敏に由来している可能性について，本人の言辞からは証拠はつかめない。気になるのは自傷行為である。患者を神経症的な主体と考えると自傷は何らかの心的葛藤に由来すると解釈されるが，発達障害主体と捉えると，こだわりに基づく行為とか常同行為，あるいは感覚の混乱を統御する対処行為などの可能性が考えられる。これもどういう機序で生じているか患者本人の内省は得られない。

　自閉スペクトラムの可能性を検討してみても，社会的コミュニケーションの問題がありそうだが，生来的なものか，ひきこもった生活の結果なのかは判断困難で，明らかに ASD とはいえないことだけは確かだろう。

　母親の会話は事実の列挙に終始し，感情的な内容に乏しいため，感情認知に何らかの問題がありそうだとは，第1回入院当時も指摘されたことであり，そういう印象は現在も変わらない。患者の幼少期のエピソードをあまり覚えていないことからは，母と患者との間に十分な情緒的交流がなく，幼少期のアタッチメントの問題が後天的な社会的コミュニケーションの障害を生み出した可能性はある。37 歳時の心理アセスメントの際，人物画を描いてもらった。少女と少年の絵を几帳面なタッチで生き生きと描いたが，顔にはパーツがまったくないのっぺらぼう，両手は背後に回されていた。顔を書かないことについては「顔はいいです」と答えるのみだった。風景構成法では川以外のアイテムはきれいに構成され生き生きとした風景になっていたが，川は手前に左右をぶちぬ

く形で描かれていた。手前が水没する描画は退行とも解釈されるが，症例 14 の場合，世界が川の彼岸にあるとみるのが適切ではないか。顔のパーツを用いて他人とコミュニケートすることを避け，両手は世界に差し出すことがない人にとって，世界は彼岸に存する。

　医療人類学者の磯野[16] は，人間において食べることは栄養摂取とイコールではなく，また本能的な行為でもなく，社会で共有される慣習行動，すなわちハビトゥスだとする。食事というハビトゥスは家族の団らんや会食といった形で他者との紐帯を生み出すものである。他方，食べることは，特別な食物を食すことで日常を反転し祝祭を生み出すという作用も持つ。摂食障害患者の過食では菓子パンとか「悪い食べ物」を食べることでこの祝祭を生み出しているが，患者自身は過食が終わると嘔吐するなどしてこの祝祭をなかったことにするため，祝祭を生み出しつつ祝祭に参加しないというねじれた状態に陥っている。この図式のなかにはやせ願望や肥満恐怖は収まりにくいが，症例 14 を考えるには示唆的である。

　上に挙げた描画に示されるように，症例 14 は心理的に世界からひきこもっているのである。あるいは思春期を待たずして，6 歳から他者との紐帯を持たずきたのである。持たないのか持てないのかはわからない。言い換えれば，食べるということは世界を自分のなかに取り込むことである。世界から撤退している彼女にしたら，食べることに抵抗があるのは当然ということになる。しかし，食べるということは生きるということである。食べない生き方などありはしない。

　経鼻胃管を留置してからの変化として，症例 14 は「『食べなきゃ，食べなきゃ』と考えることがなくなった」と述べる。摂食の促しはかなりの負担になっていたようで，経管栄養は彼女にとって食べない生き方を死なない程度に保つぎりぎりの選択となっているというほかない。「家の中でも楽しいことはある」のだとすれば，そのような生き方もあるのかもしれない。健康的な人間をイメージするかぎり，植物状態でもない

のに経管栄養で生命を維持するなど異常なことではある。しかしそうで
なければ生きられないのであれば，そして，現在の医療技術がそれを可
能にするなら，その生を支えることでよいのだろう。ただそれでもなお
続く自傷が気になるところではある。自傷もまた祝祭的な行為であり，
他者との紐帯の成立を志向しつつ，他者との饗宴が成立しない行為だか
らである。他方，「家の中でも楽しいことはある」というときの患者に
は日常生活の創造性[26]が豊かに宿っているようにも思われる。患者が
取り組んでいる「楽しいこと」を介して祝祭を生み出し，そこから他者
との紐帯を生み出すという経路は探求に値するところかもしれない。

【　文　　　献　】

1）和田良久：摂食障害と発達障害．精神科治療学，33；1327-1332，2018.
2）永田利彦：摂食障害治療の根本問題の決着に向けて─精神科診療所で完結す
　　る摂食障害治療─．精神科治療学，33；1285-1291，2018.
3）吉村知穂，山田恒，松永寿人：摂食障害における強迫性と衝動性．精神科治
　　療学，33；1313-1319，2018.
4）岡本百合：摂食障害におけるパーソナリティ特性．精神科治療学，33；1333
　　-1338，2018.
5）田宮裕子：摂食障害と認知機能─いかに臨床像と関連するか─．精神科治療
　　学，33；1339-1345，2018.
6）衣笠隆幸：境界性パーソナリティと発達障害：「重ね着症候群」について─治
　　療的アプローチの違い─．精神科治療学，19；693-699，2004.
7）信田さよ子：子どもの生きづらさと親子関係─アダルト・チルドレンの視点
　　から─．大月書店，東京，2001.
8）池上彰，上田紀行，中島岳志ほか：平成論─「生きづらさ」の30年を考える
　　─．NHK 出版，東京，2018.
9）小林聡幸，安武稜多郎，岡田剛史ほか：ビーガン食へのこだわりから骨軟化
　　症をきたした自閉スペクトラム症の1例．総病精医（印刷中）.
10）Bratman, S. and Knigh, D.：Health Food Junkies：Orthorexia Nervosa：Over-
　　coming the Obsession with Healthful Eating. Broadway Books, New York,
　　2001.
11）Herzog, H.：Some We Love, Some We Hate, Some We Eat. HarperCollins Pub-
　　lishers, New York, 2010.（山形浩生，守岡桜ほか訳：ぼくらはそれでも肉を
　　食う─人と動物の奇妙な関係─．柏書房，東京，2011.）
12）若林明雄，東條吉邦，Baron-Cohen, S. ほか：自閉症スペクトラム指数（AQ）
　　日本語版の標準化─高機能症例群と健常成人による検討─．心理学研究，

75；78-84，2004.

13) 神尾陽子，行広隆次，安達潤ほか：思春期から成人期における広汎性発達障害の行動チェックリスト：日本自閉症協会版広汎性発達障害評定尺度（PARS）の信頼性・妥当性についての検討．精神医学，48；495-505，2006.

14) 松本俊彦：自傷と摂食障害．そだちの科学，25；83-87，2015.

15) 黒崎充勇：摂食障害と発達障害．精神科治療学，33；1305-1312，2012.

16) 磯野真穂：なぜふつうに食べられないのか―拒食と過食の文化人類学―．春秋社，東京，2015.

17) 井口敏之：摂食障害と発達障害．そだちの科学，25；67-71，2015.

18) 和田良久：摂食障害の長期予後・死亡と自殺・摂食障害からの回復．精神科治療学，27；1287-1291，2012.

19) 東淑江，大石まり子，中村このゆほか：神経性食思不振症の予後調査―遷延化予測因子としての家族背景と性格特徴―．心身医，30；389-394，1990.

20) 鈴木健二，武田綾：摂食障害の再発についての研究．心身医，58；174-182，2018.

21) 小林聡幸，塩川宏郷，宮本信也ほか：拒食を示した6歳女児例．小児の精神と神経，30；31-34，1990.

22) 小林聡幸：食べ（られ）ない生き方―学童期発症遷延性摂食障害の30年経過―．第42回日本精神病理学会，東京，2019年10月11日.

23) Rigaud, D., Pennacchio, H., Roblot, A. et al.：Efficacité de la nutrition entérale à domicile chez 60 malades ayant une anorexie mentale. Presse Med., 38；1739-1745, 2009.

24) 荒木まり子，堀田眞理，浦野綾子ほか：在宅中心静脈栄養を導入した6症例の神経性食欲不振症．日心療内誌，17；10-17，2013.

25) Hotta, M., Araki, M., Urano, A. et al.：Home parenteral nutrition therapy in seven patients with anorexia nervosa：The role and indications. Intern, Med., 53；2695-2699, 2014.

26) 小林聡幸：音楽と病のポリフォニー―大作曲家の健康生成論―．アルテスパブリッシング，東京，2018.

第 6 章

生きざまとしての摂食障害
―重症遷延性摂食障害―

須田　史朗

 Anorexia Mirabilis

　次の第7章において神経性やせ症の高齢化について述べるが，本章では近年注目を集めつつある「重症遷延性摂食障害（severe and enduring eating disorder：SEED）」について論じたい。SEED は 2009 年に英国の Robinson が提唱した概念であり，英国で検討が進められていた「重症かつ遷延する精神疾患（severe and enduring mental illness：SEMI）」に対する枠組みを摂食障害に適応したものである。摂食障害の長期予後研究では，発症後数年以内に多くの患者は回復するが，罹病期間が長期に渡る患者は回復が難しいことが報告されている。回復が困難な病態に陥る摂食障害，すなわち SEED の罹病期間の定義としては 7 年間が提唱されている[1]。

　一方，摂食障害の重症例・遷延例については古くから臨床的に観察されており，その歴史は中世ヨーロッパの宗教的な禁欲主義に基づく "anorexia mirabilis（holy anorexia）" にまで遡ることができる[2]。Mirabilis は奇跡を表すラテン語である。当時，宗教的な意味での断食は 7 つの大罪のひとつである暴食（gluttony）に対抗するため，または過去の罪を償うための儀式として行われていた。最も有名な anorexia mirabilis の

記述は 14 世紀の「シエナの聖カタリナ（1347-1380）」である。カタリナは 6 歳の時にキリストの姿に出会い，翌年に永遠の純血を誓った。カタリナの姉は夫の悪い行いを改めるために断食を行っており，それが元で死去した。姉の死後，寡夫の再婚相手となることを勧める周囲に反して断食を続け，ドミニコ会の会員となった。その後も修行としての激しい断食を敢行し，キリストと同じ 33 歳で死去した[2,3]。Anorexia mirabilis は中世の修道女には比較的多く見られたが，ルネッサンス以後に消滅し，その後の肥満恐怖・やせ願望・ボディーイメージの障害を病因とする現代型の摂食障害に取って代わられ，この病態はいったん忘れさられたように見えた。

　しかし，2013 年の American Journal of Psychiatry，2014 年の JAMA Psychiatry に続いて掲載された総説がきっかけとなり，議論が再燃している[3,4]。Anorexia mirabilis では拒食に至る主な要因が宗教的価値観・美学であり，肥満恐怖・やせ願望・ボディーイメージの障害は顕著ではないため，DSM-5（Diagnostic and Statistical Manual of Mental Disorders）診断では神経性やせ症の中核群とは見なされない。しかし，anorexia mirabilis の目指すところは完璧さと純血の追求であり，現代の摂食障害の病理にも通じるところがある[4]。SEED への移行のリスクについては，病前性格としての完璧主義，強迫性の関与が指摘されており[1]，この病態に関してはやせ願望やボディーイメージの障害を超えた何かが本質的な問題であるのかもしれない。以下に強い強迫性を有し，当教室で 40 年間に渡り診療を継続した SEED の症例を提示し，生きざまとしての摂食障害について検討を加えたい。

❷ 症例

● ● ● ● **症例 15　10 歳発症，女性**……………………………………………………
同胞 3 人中の第 3 子次女として出生した。生下時より眼振が認められた。

家業は養鶏業であり，小学校の成績は中位だった。第1子である兄は20代より精神科通院中であり，統合失調症の診断を受けているが，患者に対する理解はよい。姉は健常者であり，婚出し近所に居住している。病前性格は几帳面，頑固，わがままであった。10歳で発症し，以後長期間に渡り入院生活が続いていたが，入院中や退院後に教育を受け，中卒程度の教育は受けている。成年期に行われた知能検査（ウェクスラー成人知能検査：WAIS，初版）では全検査 IQ 95（言語性 IQ 98，動作性 IQ 89）であった。皇室，高校野球，オリンピックについて強い関心を示す。

1. 前期：食欲低下の出現

　10歳時の3月，感冒をきっかけに食欲低下が出現。感冒が治癒した後も食欲低下が続いていたため近医で精査を受けた結果，肝臓の腫大を指摘された。その際に油ものを控えるように指導されたところ，拒食傾向が出現。るいそう，低栄養のため同年7月に総合病院小児科に入院となった。小児科では好きなものを食べてよいと指導されたが食べることはできず，次第に発語・体動が消失した。

2. 急性期：緊張病性昏迷の長期間持続

　そのため同年9月，大学病院精神科病棟へ転院となった。しかし状態の改善はなく，以後6年間，16歳までの間を発語もなく寝たきりの状態で過ごした。長期臥床のため膝関節は拘縮し，整形外科的な手術を必要とした。患者は意識障害を伴わない緊張病状態にあり，その間周囲で話されていることは聞こえており，後年もその記憶があると述べていた。また，天井を一点凝視していたが，それは天井に自分の内臓が写っており，ずっと見つめていないと内臓が壊れてしまうような気がしたせいであったと後に語る。一時体重が15kgと身体的に危機的な状況になるが，イソミタールインタビュー[*1]をきっかけに徐々に周囲との接触性が増し，少量ながら摂食ができるようになった。

3. 回復期：食事摂取量の回復，外来での観察が可能

　その後も便が溜まってしまうという感覚に基づく排便へのこだわり・拒

[*1]　麻酔面接：少量の麻酔薬を眠らせない範囲で使用することで，抑圧された心的内容を表出させる技法。

食，摂食に対する不安，不潔恐怖に基づく洗浄強迫が続いていたが，濃密な精神療法的関わりや作業療法で徐々に改善した。長期のリハビリテーションにより歩行も可能となり，22歳時に自宅退院となった。

以後同院への外来通院を続けていたが，体重は30〜35kg（身長151cm，BMI 13〜16kg/m²）を維持していた。一時的に体重が40kg（BMI 17.5kg/m²）に達したこともあった。当時の診療録には，「どうしてもやせていたい」「周りの人がもう少し太ったほうが綺麗になる，と思うのはわかるが，太りたくない」「自分はやせているほうが綺麗だと思う。これは自分の好みの問題」「好みだから，病的と言われてもかまわない」などの記載があり，やせ願望と肥満恐怖，ボディーイメージの障害の存在がうかがえる。また，月経は発来しており，「お乳が大きいのが嫌」「生理があるのは嫌だが，女性であるのが嫌ではない」などの成熟拒否に関する主題も認められた。

4. 慢性期：食事や排便に関連した著明な強迫行動，自宅退院が困難

30歳頃より拒食，不潔恐怖，確認強迫，浣腸の常用が顕著になり，自宅では長時間トイレにこもるようになった。そのため，以後毎年のように3〜6ヵ月間の入退院を繰り返した。入院中はいずれも拒食，不潔恐怖や手の洗浄強迫，排便へのこだわりや長時間のトイレ使用といった症状に対して行動療法的な治療を受けていた。具体的には，1日のトイレの使用回数，時間を記録させ，行動の振り返りと生活指導を行う，といった内容であった。しかし患者は時には秒単位でトイレの使用時間を記録し，かえって強迫性を強める結果となった。35歳時，父親が逝去。その後より体重減少が目立ち始め，40歳頃より納得した量の排便がないと翌日の食事を抜くようになった。体重減少はさらに進行し，42歳時に体重は23kgまで低下したため緊急入院となった。高度のるいそう，脱水，低栄養が認められ，中心静脈栄養（IVH）が施行された。処置に対する不満は患者から聴取されたが，強い抵抗は認められなかった。また，入院中も洗浄強迫や長時間に渡るトイレの使用が目立ち，病棟のトイレをほぼ独占してしまうため，患者のために専用のトイレを確保せざるを得なくなった。病棟の構造上の問題や家族の経済状況からトイレ付き個室病床の確保は困難であり，準備室の一角をパーティションで区切り，専用のポータブルトイレを設置することで対応を行った。その後数ヵ月の経過で体重は30kg台まで回復したこ

とで退院となるが，退院後もトイレに長時間籠る生活が続き，必要な食事
量を確保することは困難であった。以後，体重が危機的な状況になると緊
急入院となり IVH を施行されるということを繰り返した。入院となっても
強迫的な行動パターンは改善せず，午前 3 時に覚醒してトイレに入り，22
時に就寝するまでのほとんどをトイレで過ごすという生活を繰り返してい
た。

　45 歳時の入院からは，退院を最終的な報酬とした行動療法が試みられ，
点滴や記録紙を用いての強化が図られ，ある程度の体重維持が可能となっ
た。しかし，試験外泊の度に体重が減少し，退院となるまでに 2 年間を要
した。その後退院にこぎつけるも，自宅では体重を維持できず，9 ヵ月後
に限界設定として設けられた体重 27kg を下回ったために再入院となった。
その後の入院では食事量を指標とし，オペラント条件づけを用いた行動療
法が試みられた。食事量に応じた点滴量の増減，自宅への外泊による動機
づけの試みがなされるが症状は一進一退であり，再び長期入院となった。
食事量の増加が見込めなかったため，経鼻胃管による経管栄養が開始され
たところ，それが強い嫌悪刺激となり食事量が増加。2 年弱の経過で退院
となった。しかし退院後はこれまでの経過と同様，体重を維持することが
できず，27kg 以下となった 4 ヵ月後に再び入院となった。その当時，患
者は 50 歳であった。

　入院時は高度るいそう，脱水のため，末梢からの点滴の挿入が困難であ
り，IVH 挿入が試みられた。しかし，当時主流であった鎖骨下静脈へのア
プローチは困難を極めたため，外科的に左鎖骨下静脈へ IVH ポートが留置
された。患者の鎖骨下静脈は幼少時より高度るいそうが持続していたため
か非常に細く，直径は 1 cm に満たなかった。皮下組織も菲薄化しており，
繰り返しのポート穿刺により潰瘍化と壊死を生じ，1 ヵ月ほどでポート表
面が露出した。そのため，強制的な栄養管理の手段として IVH は断念され，
以後，末梢点滴と経管栄養のみに頼らざるを得なくなった。前回入院と同
様，オペラント条件づけを用いた行動療法が行われたが，次第に点滴量の
増減や経鼻胃管の導入による行動療法的な効果は減退した。外泊による動
機づけも短期的な効果のみで，目標となる体重や食事摂取量をクリアして
一時帰宅しても自宅ではほとんど食事を取ることができず，毎回脱水を生
じて帰院するということが繰り返された。治療が膠着状態となったため，
食事量を指標とした行動療法を中止し，体重，身体状況をテーマとした支

持的精神療法，疾病教育に治療方針を変更したが，体重の増加は得られなかった。その後も午前3時に覚醒してトイレに入り，22時に就寝するまでのほとんどをトイレで過ごすという生活が続いた。長時間に渡りトイレに着座し，ズボンを固く握りしめながら息むことを繰り返していたため，患者のズボンの大腿部にはいつも穴が空いていた。また，排便後は数十分に渡り内容物を直立不動で観察するという儀式的行為があり，その間は対話が不能であった。もはや，やせ願望や肥満恐怖が語られることはなく，「食べるとおなかがつまっちゃう。お通じがたまっちゃうのよ」と便が体に蓄積することの恐怖のみが語られた。薬物療法としては，haloperidol，sulpiride などの抗精神病薬，clomipramine，fluvoxamine などの抗うつ薬，ベンゾジアゼピン類，tandospirone が試みられてきたがいずれも無効であった。体重は27〜29kgで推移し，外泊の度に脱水となることが繰り返されたため，50歳時の入院以後は退院することができなかった。55歳時，長期間関わった主治医の転勤が伝えられたことをきっかけに全く食事がとれなくなり，その1週間後，体重25kgで心停止。不幸な転帰となった。

❸ 神経性やせ症から回避・制限性食物摂取症への回帰

　患者は10歳時に身体疾患（感冒）をきっかけとして出現した摂食異常が，その後寛解することなく40年以上に渡り遷延した重症遷延性摂食障害（SEED）である。本症例は経過が非常に長く，様々な症状の変遷を経て慢性化しており，その段階を大きく4つに分類することができる。すなわち，①前期（10歳時）：食欲低下の出現から発語・体動の消失までの期間，②急性期（10〜16歳）：発語・体動が消失し，緊張病性昏迷が長期間持続，回復するまでの期間，③回復期（16〜30歳）：食事摂取量が回復し，退院後に外来での観察が可能であった期間，④慢性期（30〜55歳）：食事や排便に関連した強迫行動が著明となり，自宅退院が困難な状態に陥った時期，である。以下，それぞれの段階ごとに患者の経過を振り返る。

　前期においては，感冒を契機とした食欲低下が持続し，その後の医師による食事指導（油ものを控えること）で拒食が著明となった経過であり，当時は肥満恐怖・やせ願望・ボディーイメージの障害は明らかではなかったため，DSM-5に照らし合わせると回避・制限性食物摂取症（ARFID）の診断が妥当であろう[5]。

　急性期では緊張病性昏迷に陥り，それが6年間持続した。その間の記憶が保持されていること，バルビツール酸（イソミタール）が奏効したこともその診断を支持する。また，天井に自分の内臓が写っており，ずっと見つめていないと内臓が壊れてしまうような気がした，という訴えが認められ，昏迷の期間中は幻視と妄想的な強迫観念を主体とする精神病症状が存在していた。

　一方，昏迷から改善した回復期では，上記の精神病症状は消退し，変わってやせ願望とボディーイメージの障害を言語化するようになった。低体重は持続していたが，最大でBMIは$17kg/m^2$を超える時期も短期間認められ，比較的食行動の問題も落ち着いていた。この段階では，DSM-5の神経性やせ症と診断することができる。また，同時期に行われた知能検査（ウェクスラー成人知能検査：WAIS，初版）では全検査IQ 95（言語性IQ 98，動作性IQ 89）であった。下位項目では，言語性検査において一般的知識10，一般的理解12，算数問題10，類似問題14，数唱問題9，単語問題9と類似問題が突出して優れており，一般的理解の得点も高かった。動作性検査では符号問題8，絵画完成12，積木問題12，絵画配列8，組合せ問題8と比較的得点のバラツキが大きかった。小学校4年以降未就学であったにもかかわらず知識量は豊富であると言えるが，下位項目のバラツキ，すなわち一般的理解と積木問題の高得点，符号問題の低得点は自閉スペクトラム症（ASD），中でもかつてのアスペルガー障害に特徴的な認知プロフィールに一致する[6]。実際に，患者のコンタクトは独特であり，以下のPARS-TR（自閉スペクトラム症評価尺度テキスト改訂版）で示される項目，すなわち，周囲

に配慮せず自分中心の行動をする（トイレの独占），要求がある時だけ自分から人に関わる，冗談や皮肉がわからず文字通り受け取る，特定のテーマに関する知識獲得に没頭する（皇室，高校野球，オリンピック），チック症状（首振り），行動が止まって次の行動に移れなくなったり，固まってしまったりする，恥ずかしさを感じていないように思える，人にだまされやすい，に一致する ASD に特徴的な行動様式が際立っていた。

　30 代以後の慢性期では，やせ願望やボディーイメージの障害は背景化し，替わって強迫性が顕著になっていった。特に排便に対するこだわりが強固となり，患者は納得するまで長時間に渡りトイレに座り続け，思い通り排便が得られないと拒食することを繰り返した。排便後の洗浄強迫，儀式行為のため家族は患者専用のトイレを用意せざるを得なくなった。自宅では十分な食事を摂取することができず，40 代以降はそのほとんどの時間を病院で過ごした。それでも患者が強い興味を示していた皇室，高校野球，オリンピックの話題には笑顔で応じることはできていたが，50 代になるとそれも困難となり，「食べるとおなかがつまる」「お通じがたまる」という便が体に蓄積することの恐怖と退院要求以外の語りは得られなくなった。この段階においては，やせ願望やボディーイメージの障害よりも，食物を摂取することによる身体感覚の変化に対する不安，すなわち "食べた後嫌悪すべき結果が生じることへの不安" が患者にとっての主題であり，診断的には再び回避・制限性食物摂取症に回帰した，と考えることができる[5]。

　全体を通して患者の経過を振り返ると，摂食障害としては，前期に回避・制限性食物摂取症を生じ，思春期～成年期に神経性やせ症としての特徴が顕在化し，中年期以降は再び回避・制限性食物摂取症に回帰したという症状の変遷を見ることができる。また，ASD の併存が認められ，経過を通じての強迫性の強さと心理検査所見はこれに一致する。急性期に生じた緊張病性昏迷は "ASD に関連する緊張病" として説明が可能

である[5]。

 4　聖なる完全主義と強迫性

　症例 15 は回復が困難であった SEED である。摂食障害としては回
避・制限性食物摂取症としての特徴が優勢であり，神経性やせ症が顕在
化したのは思春期〜成年期の一時期のみであった。また，強い強迫性を
伴う ASD の併存が認められた。回避・制限性食物摂取症は DSM-5 で
定義づけが行われた比較的新しい概念であるが[7]，神経性やせ症と比較
して入院期間が長期化しやすく経腸栄養の適応となりやすい，すなわ
ち重症化しやすい病態であることが指摘されている[8]。本症は拒食に至
る引き金が食事による身体感覚の変化や食後の不快感に対する忌避であ
り，神経性やせ症における拒食の成立過程よりも神経症的な機制に乏し
いため，精神療法的な関わりが難しいことも関連するだろう。実際に本
症例において，中年期以降は精神療法と言えるような治療を成立させる
ことはほとんどできていない。

　また，本症例は前述の anorexia mirabilis の記述「シエナの聖カタリ
ナ」との類似性を見ることができる。カタリナは 6 歳の時に司教の祭服
を纏ったキリストの姿に出会うという宗教的な色彩の強い幻視体験を経
験した。同時期にカタリナの姉は，夫の悪い行いを改めるために断食
を行っており，カタリナにとって自己誘発飢餓（self-starvation）は日
常的な風景であった。カタリナの家族は，カタリナに修道女になるより
も一般的な女性として生活することを望んでおり，姉の死後，カタリナ
が 15 歳の時に寡夫の再婚相手となることを勧めた。しかしカタリナは，
それに対して激しい断食を続けることで反応した。その後，ドミニコ会
の会員となった後も，宗教的信念に基づき修行としての激しい断食を頑
なに敢行し，33 歳で死去した[2,3]。ここで見られる類似性とは，幼少時
の幻視体験，思春期の「一般的な女性として生活すること」に対する拒

絶，その後の強迫的な行動様式である。

　SEED の障害度に関連する病前の特徴としては，完全主義と強迫性が提唱されている[1]。臨床的に観察される SEED においては，その原疾患が神経性やせ症であれ，回避・制限性食物摂取症であれ，経過が長期化するともはや生理的な食欲や発症の引き金となったやせ願望への傾倒は徐々に失われていくように見える。そこでは，あらゆる生活要素が希薄化し，完全主義と強迫性に制御された食行動のみが儀式的に残され，それが自律的に継続してしまっている。Anorexia mirabilis における持続的な自己誘発飢餓は7つの大罪のひとつである暴食に対するアンチテーゼとしての宗教的信仰が起源であり，彼女たちは信念に基づいて摂食障害としての人生を生き抜いてきた。時代は大きく変わっているが，SEED の患者を見るたびに，筆者は彼女たちの摂食障害としての生きざまをありありと見せつけられているように感じることがある。

5 天寿の全う

　SEED の経過において 2001 年に発表された本邦の研究では8年の観察期間中の死亡率は 11% であり，一般的な摂食障害（0〜9%）よりも高い値が報告されている[9]。症例も 45 年の経過の後に 55 歳で逝去しており，SEED の予後の悪さについては先行研究と一致する。しかし，筆者はこれを死亡転帰とすることについて，疑問を感じざるを得ない。患者は 10 代の頃から極端な食生活のもとで過ごしており，栄養状態の悪さは人生 50 年と言われていた江戸時代に匹敵する。その点では，かつての主治医として，患者は天寿を全うしたのではないか，と考えている。最後に，この懐かしい患者の冥福を心よりお祈り申し上げたい。

【　文　　献　】

1 ）Robinson, P.：Severe and enduring eating disorders：Recognition and management. Advances in Psychiatric Treatment, 20；392–401, 2014.

2 ）Griffin, J. and Berry, E.M.：A modern day holy anorexia? Religious language in advertising and anorexia nervosa in the West. Eur. J. Clin. Nutr., 57；43–51, 2003.

3 ）Espi Forcen, F.：Anorexia mirabilis：The practice of fasting by Saint Catherine of Siena in the late middle ages. Am. J. Psychiatry, 170；370–371, 2013.

4 ）Harris, J.C.：Anorexia nervosa and anorexia mirabilis：Miss K.R.–and St Catherine of Siena. JAMA Psychiatry, 71；1212–1213, 2014.

5 ）American Psychiatric Association：Diagnostic and Statistical Manual of Mental Disorders, 5th Ed.（DSM–5）. American Psychiatric Publishing, Arlington, VA, 2013.（高橋三郎，大野裕監訳，染矢俊幸ほか訳：DSM–5 精神疾患の診断・統計マニュアル．医学書院，東京，2014.）

6 ）小山智典，栗田広：アスペルガー障害と高機能自閉症における認知・症状プロフィール．精神経誌，110；469–474，2008.

7 ）Fisher, M.M., Rosen, D.S., Ornstein, R.M. et al.：Characteristics of avoidant/restrictive food intake disorder in children and adolescents：A "new disorder" in DSM–5. J. Adolesc. Health, 55；49–52, 2014.

8 ）Strandjord, S.E., Sieke, E.H., Richmond, M. et al.：Avoidant/restrictive food intake disorder：Illness and hospital course in patients hospitalized for nutritional insufficiency. J. Adolesc. Health, 57；673–678, 2015.（doi：10.1016/j.jadohealth.2015.08.003.）

9 ）Tanaka, H., Kiriike, N., Nagata, T. et al.：Outcome of severe anorexia nervosa patients receiving inpatient treatment in Japan：An 8-year follow-up study. Psychiatry Clin. Neurosci., 55；389–396, 2001.

第 7 章

高齢化する神経性やせ症

小林　聡幸

1 思春期やせ症？

　DSM-5 の日本語版[1] で anorexia nervosa は「神経性やせ症／神経性無食欲症」の訳が与えられたが，かつては「思春期やせ症」の訳語[2]もあったように 10 ～ 19 歳の年齢層が多いとされる[3]。思春期とは子どもから大人への端境期である。

　ところで，Ariès[4] によれば中世ヨーロッパには〈子ども〉という概念がなかったという。当時は〈子ども〉は〈小さな大人〉に過ぎず，7歳くらいになってコミュニケーションが可能になると大人に混じって働いた。しかし 16 ～ 17 世紀になると，共同体の中で家族という単位が独立性を強め，〈子ども〉概念が発生し，子どもは保護され教育される存在となった。日本でもやはり同様の事態が生じていたと考えられ，寺子屋制度が広まる 19 世紀初頭がこれに当たるのではないかと安達[5] は推測している。思春期という概念は当然のことながら〈子ども〉概念を前提にしているわけで，〈子ども〉という存在が家族の独立性と濃厚に関わっているなら，それは神経性やせ症に家族の病理が関わっているという考えを支持する傍証といえる。日本小児心身医学会会員へのアンケート調査[6] で「親を含めた家族の心の問題の関与が強いと思われるもの」

に摂食障害を挙げた回答者は 46％におよび，虐待，分離不安に次いで第 3 位である。これはアンケートに過ぎないが，少なくとも小児期の摂食障害では家族の心理的問題の関与が強いと考えている臨床家が多いことは確かだ。

　拒食症の病態を記述したのは，17 世紀の Morton の「神経性消耗症」[7]が最初だといわれる。〈子ども〉概念の誕生と共同体からの家族の独立という状況下に，思春期という時期が発生し，それに伴って摂食障害も登場してきたのだとすれば符丁が合う。もっとも，この疾患が本当の意味で区分されるのは 19 世紀の Lasègue（ヒステリー性無食欲症）とGull（神経性無食欲症）によってであるとされる[8]が。

　しかしながら最近は 20 〜 30 年前と比べて 30 代や 40 代の症例に遭遇する機会が増えた臨床的実感がある。日本の摂食障害の疫学研究はいまだ不十分[9]で年齢層の時代的変化を示すことはできないが，若干のデータはある。石川と田村[10]は総合病院心療内科の摂食障害入院患者の平均年齢が 1998 年から 2008 年の間に 22.1 歳から 31.1 歳に高齢化していると報告している。ただし，神経性やせ症摂食制限型はほとんど変わらないのに，過食・排出型は 10 歳高齢化し，数も増えている。彼らは重症例が高齢化しているとともに，病歴 20 年以上の症例も稀ではなく，遷延化例が増えていることを示唆するとしている。15 〜 25 歳発症例と比べて，25 歳以上の発症例は BMI が少ないという指摘[11]，高齢症例は長期遷延例で重症であるという指摘[12]が確かにある。

　この摂食障害の高齢化が，思春期に発症するのが特徴的とされる統合失調症において高齢発症が目立ってきたのと関係があるのかはわからないが，思春期という時期の特権性に何か変化が起こってきているのかもしれない。Postman[13]は，〈子ども〉概念の誕生について，印刷技術の開発が書物を一般化し，大人になるためには，読み書きの能力が求められるようになったことに重点をおく。そして，映像メディアの享受には特別な技術を要さないことから，20 世紀になって誰もが映像メディア

から容易に情報を得ることができるようになって，大人と子どもの境界が侵食され，幼年期がなくなっていくと論ずる。

　もしかすると現代において，幼年期の消滅が摂食障害を思春期から彷徨い出させているのかもしれない。

　本章では高齢の症例について触れることとする。

② 遷延例

　高齢の摂食障害には大きく 2 つのパターンがある。1 つは若年から摂食障害を発症して，中年期になっても症状が持続している遷延例である。もう 1 つは，中年以降になって初めて発症する症例である。

　前者には，20 歳前後から精神科を受診しているが，症状がなくならないまま中年期を迎える症例と，20 代には低体重でも生活が破綻することはなく中年期になって初めて受診に結びつく症例とがある。両者は事例化の有無の違いなので，病態に根本的な差異はないものと推測される。つまり，われわれ臨床家の知らないところで，相当なるいそうを呈しつつも医学的関与が必要となるほどまでは体重が減らない，あるいは減らない人々がいるはずである。

　次に示すのは 57 歳の症例であるが，発症はおそらく 30 代である。

● ● ● ○　**症例 16　57 歳，女性**……………………………………………………
　同胞 2 人中の第 2 子次女として出生した。短大に進学し，卒後は事務員として就職した。25 歳で恋愛結婚し，26 歳で一人娘を出産した。
　10 代の頃の体重は 50kg 程度であったが，出産してから，やせたいと思うようになり，下剤の濫用を始めた。30 代で 40kg に減少し，37 歳からは利尿剤も使用するようになった。
　43 歳時，夫が自営業を始めることになり，患者はその事務を担うようになった。趣味のサークルも辞めて事務に没頭するようになった。後から振り返ると「体重が減っていくことだけがストレス解消だったかもしれな

い」ということで，趣味をやめた分，減量に力を傾注していった面があり，52歳で体重は40kgを切るまでとなった。

56歳，同居していた娘が結婚を機に転居した。娘の結婚相手は長男で「娘をとられた」と感じていた。57歳の8月，娘は里帰りして初孫を出産した。患者は昼休みに自宅に戻り，孫を入浴させてまた仕事に戻るという生活を，娘が婚家に戻るまで1ヵ月半ほど続けたが，夫から見ると「必要以上にがんばっていた」という印象だった。11月中旬から極端に摂食量が減ったものの，従業員への手前もあって仕事は同じように続けていた。12月になると体力の限界を感ずるようになり，12月下旬，当科に入院した。

身長152cm，体重31.2kg（BMI 13.5kg/m^2），検査所見は低カリウム血症（K 1.7mEq/L）のほか異常はなかった。穏やかで上品な話し方で，礼節はいささか過度といってよく，几帳面な性格が偲ばれた。カリウムは点滴で補正したが，摂食は200〜400kcal/日程度で進まなかった。せめて1,000kcal程度は食べないと退院は難しい旨を説明すると，以後1,000kcal程度は食べるようになった。体重は33.7kgまで増加したところで，夫の退院要求が強く，患者も「仕事をしなければ夫とつながっているものが何もなくなる」と述べるため，再入院の条件を設定したうえで，第22病日，退院とせざるを得なかった。

やせ願望で体重を減らしている点は神経性やせ症として典型的ながら，体重を減らす方法がダイエットではなく，下剤や利尿剤の濫用であったことから，体重の減少にかなりの年月を要した症例である。米国疾病予防センターや世界保健機関で正常体重の下限とされるBMI 18.5kg/m^{2}に相当するのはおよそ42kgで，神経性やせ症の発症は30代に入った頃ということになろうから，やや晩発であった。事例化も57歳と遅いが，一般に，低体重を呈しながら長期にわたって医療的な破綻を来さないのには，そもそも低体重が持続すれば代償機能が働いて，倦怠感など感じずに生活できるようになるからであろう。そしてダイエットがエスカレートしない「節度」を保てれば，生活破綻しない低体重が長期に続く。この症例の場合は，体重減少手段がマイルドだったことが長期に破綻しなかった理由だろう。逆にいえば，臨床例ではダイエットが

エスカレートして入院に至る事例が多いわけでもある。

　本例の治療については，これまでの働きをねぎらい，摂食を励まして，体重増加傾向を認めたあたりまで進んだが，家族からも本人からも退院要求があって治療の継続ができなかった。こういう場合，強引に入院を継続したり，強制的な栄養投与に踏み切ることは，その後の患者との治療関係を損なってしまうため，安易には踏み切れない。加えて本例では家族の同意を得られないため，この時点で，医療保護入院にもできなかっただろう。次なる入院介入の線を示して，いったん仕切り直すのはよく行う手段である。退院後，体重が減っていけば，再入院の約束を示して，もう一段強制力を伴った治療を取ることに患者も同意せざるを得なくなるからである。もちろん，入院条件に至らなければそれに越したことはない。その後，３年以上，受診はないので何とか体重は保っているのであろう。

　入院期間も短く，患者の精神力動は十分にはわからないが，本例の破綻には２つの要因が関わっている。１つは夫の仕事の手伝いをかなり無理をして十数年続けていたことであり，もう１つは長男である男性との縁談で「娘をとられた」喪失である。患者は入院しても強く復職を望んでおり，つらい仕事から逃れるために体重を減らしたというようにはみえなかったし，調子を崩せば娘が戻ってくると期待していたようにもみえなかった。むしろ自己の労働を提供することで愛する者から愛を得ようと涙ぐましい努力を続け，その結果，食欲不振を呈するまで疲弊した，とみえた。その点では食欲不振なのか摂食障害なのか不分明な症例である。

　ただ，一般に，中年期の症例では愛の問題（あるいは承認欲求[14]）が特にクローズアップされてくる印象は強い。そうした症例を２例挙げる。

● ● ● **症例17　45歳，女性**………………………………………………………
同胞２人中の第２子次女として出生した。父親には幼少期から姉と比較

され「自分の居場所がなかった」。小学校4年の時に母ががんに罹患し，高校生の時に亡くなった。短期大学を卒業し，2年間の会社員生活をへて，22歳で結婚し，一男，二女を儲けた。

28歳時，「太っている」という夫の言葉が契機となって食事が喉を通らなくなった。体重減少が進んだ後，患者がやせていることを心配する子どもの言葉が契機となって過食・嘔吐に転じた。36歳時に離婚し，営業の仕事をしていた。長男は夫のもとに行き，娘2人を患者が引き取った。過食・嘔吐がずっと続いていたが，精神科には1回受診しただけである。

41歳，再婚し，専業主婦となってから，しばらく過食・嘔吐は治まった。しかし，44歳時，夫の言葉を機に過食・嘔吐が再発し，総合病院に入院した。退院後はすぐに治療中断し，翌年，体重が29.4kgとなり，近医からの紹介で当科を初診した。体重が26.8kgに減少し当科に初回入院した。

以後54歳まで10回の入院がある。入院すると担当医の励ましなどで，よいときには35～37kg程度にまで体重を増やすが，退院すると程なく30kg前後に体重を減らしてしまう。夫とは別居となり，患者は離婚を希望しているが経済的に自立できないために離婚には踏み切れない。夫の給料の払い込み口座を患者が押さえているため，夫は月に1回は来訪して金を持っていくという関係が続いている。そして，警察沙汰を引き起こす娘との葛藤や，夫の心ない一言で一気に体重を例えば26kgまで減らして入院となるということを繰り返している。この間，障害年金を取得したり，デイケア通所を勧めるなどの方策をとるも，状況は変わらない。

●●●● 症例18　44歳，女性……………………………………………………

自営業の家庭に，同胞3人の次女として出生。あまり勉強しなくとも成績はよかったという。思ったことははっきりと言うためか，特定の少数の友人関係で過ごしていた。高校に進学したが勉強は「大嫌い」だった。ここで幼なじみの男子と同じ学校となって，交際を始めた。何をするにも一緒という感じだった。「どうせ結婚するから」と理系が得意なのに適当な文系の短期大学に入学し，卒業後は母に「結婚するまでに3年間は社会経験をしろ」といわれて，企業に就職し，3年務めて23歳でこの幼なじみと結婚した。会社の総務の仕事はやりがいがあったが，夫の希望で専業主婦となり，時折，実家の自営業の手伝いをしていた。妹の結婚を機に，患

者夫婦が患者の両親と同居することになった。

　患者の 38 歳時，父親が認知症となり，お金を探して家中を荒らし回ったり，暴言を吐いたりで，家族みなが疲弊した。ある日，患者と父が取っ組み合って転倒し，父が骨折して入院となった。父の退院を機に，父と距離を取るためパート勤務に出るようになり，この頃から摂食量が減少した。体重は 49kg あった。また，父親がむせて食器の中に嘔吐したことがあり，食事に対する不潔感が生じた。

　39 歳，肉と油のにおいが気になって摂食量がさらに減り，体重は 44kg となった。無月経となったことで心療内科を受診したが，通院は持続しなかった。44 歳時には 35kg にまで体重が減り，近医からの紹介で 5 月より当科に通院するようになった。睡眠障害のための短期入院をへて，その後 1 年ほどは体重は 38kg 程度を維持した。身長は 160.0cm なので BMI はおよそ 15kg/m^2 である。

　その後の 4 年間に外来担当医が 2 回交代したが，交代の度に前主治医に執着し，精神不安定となった。それも含め数回の入院治療を行っている。外来で体重が減少するため，入院の上で経管栄養を行うと，栄養剤の増量に強固に抵抗し，病院食は食べずに買ってきた食物を食べ，行動制限療法の枠を設定しても守らず，他罰的になってスタッフを攻撃した。入院するとかえって体重が減るため，入院治療は好ましくないと考えられて退院となることも多く，入院は駆け引きに終始している感がある。体重は 30kg（BMI 11.7kg/m^2）まで減少したことはあったが一時的で，あとはおおむね 35kg 前後で経過し，救命のために強制的な栄養投与をするまでの状態にはならないでいる。

　症例 17 は父からも母からも十分な愛情が得られなかったことが推測される病歴で，配偶者との関係が安定せず，摂食障害の発症も前夫の言葉がきっかけである。その後の患者の行動は，配偶者を咎めるために摂食障害を呈しているかの感がある。ただ配偶者の気持ちはすでに患者から離れており，患者のそのような行為は空振りに終わっているというほかない。その一方で，患者には別に交際男性がいるようである。また警察沙汰を引き起こす娘との葛藤も両価的なものがある。さらに体重が減って入院を申し渡されると，入院中知り合った他患に，嬉しそうに

「入院になっちゃった」と報告する姿がみられたり，担当医との転移関係で体重をコントロールしている感もある。

　症例18の親子関係はよくわからないが，高校時代より夫となる男性に過度といえるほど依存的だったことは，親子関係の病理性を疑わせるものではある。23歳で結婚して，以後，15年は波風のない人生だったようだが，父親が認知症に罹患してからにわかに摂食障害に陥っていく。症例18は思ったことをはっきり言う「男性的」な面と夫に言われるまま専業主婦に収まる「女性的」な面の双方を兼ね備えているが，迷惑者となった父と立ち回りを演じて父に怪我をさせてから，摂食量が減っていくのは，「男性」の役割を取って父に打ち勝ってしまった自分を罰しているという解釈もできそうである。当科にかかるようになってからは，たまたま担当医の交代が頻回となってしまったが，前担当医に執着するようなことを言いつつ，現担当医との転移関係の中で，体重を増減させて気を惹こうとしているかのような経過である。

　症例17・18のような患者では，体重減少は緩慢な自傷行為のように思える。体重減少が周囲の大切な他者や担当医との，身を挺したコミュニケーション・ツールとなっており，患者はこのツールをゲームででもあるかのように弄んでいる。その意味で，これはLasègueの述べるヒステリー性無食欲症という形容が適切に思われる。治療的には重大な身体的合併症に陥らないように注意を怠らず，このゲームにお付き合いしているところである。いずれこの女性たちの自己実現がみえてくることを期待して待ちながら，治療介入のポイントを探っているということになる。

❸ 老年期に事例化した症例

　次に，青年期や中年期から体重は低めではあったものの60代になって初めて低体重で事例化した神経性やせ症[15]を提示する。肥満恐怖や

やせ願望を明言することはなく，再栄養への抵抗も強くはないものの，言動の端々に体重増加を忌避する様子が認められ，思春期例との本質的な病像の差異を指摘することはできない。病態的には上記の中年期の遷延例とはまた異なった様相を帯びている。

●●○ 症例 19　64 歳，女性………………………………………………

【生活歴】同胞 6 名中の末子として出生。地元の高校を卒業後，27 歳時に結婚するまで，企業に勤めた。2 子を儲け，専業主婦として生活した。夫と未婚の長女，長男との 4 人家族である。30 代のころの体重は 45kg 前後だった。最高体重は 37 歳時の 46kg である。

【現病歴】43 歳頃から特に誘因なく体重が減少しはじめた。家族によれば，この頃，牛乳は身体によくないなどと言っていたというが，入院後に問診した際に本人にはその記憶はなかった。40 歳から慢性胃炎，原因不明の肝機能障害，高アミラーゼ血症，甲状腺機能低下症の診断で当科内科にかかっていた。いずれも検査値の異常はごく軽度であった。56 歳時には甲状腺機能低下症について入院精査を勧められるも乗り気でなく，特に困ってもいないということで経過観察になっている。

　内科カルテを参照すると，体重は 40 歳時に 38.8kg，47 歳で 36kg，50 歳時に 33kg で，最終測定は 56 歳の 31.0kg である。自分でももっと太らなきゃと思い，摂食量を増やしたというが，その後も体重は減少し，63 歳，内科病院に 3 週間入院して精査したが異常はないといわれたときには 24.7kg であった。64 歳の年の 4 月には，めまい，食思不振を訴え，別の内科病院を受診したが，身体的に問題がないといわれ，単科精神科病院を紹介された。同院に摂食障害による低栄養状態の診立てで医療保護入院となった。入院時，体重は 25kg，AST 890U/L，ALT 586U/L と肝機能障害が著明であったが，「私は食べています。どこも悪くない。入院する必要はない」と主張していた。600kcal/日で栄養を開始し，肝機能は改善傾向をみたものの，身体管理が単科精神科病院では十分にできないということで当科に紹介となり，第 7 病日に当科に転院した。

【治療経過】身長は 146.3cm，体重は 22.2kg，BMI は 10.4kg/m^2 であった。血液生化学的検査は，白血球 3,400/μL，Hb 12.4g/dL，TSH 7.85μU/mL，fT4 0.80ng/dL，AST 346U/L，ALT 393U/L，Na 136

mmol/L, K 2.9mmol/L, Ca 8.5mg/dL, P 1.7mg/dL, 血糖 90mg/dL
であった。当科入院時には「ちょっとやせていますね。早くよくなって退
院したい」と述べた。患者の同意も得られたため経鼻胃管を挿入し, リン,
カリウムを補充しつつ 600kcal/日で栄養を継続し, 漸増した。当科入院
第 9 病日には経口摂取も併用して, 1,400kcal とした。体重は比較的速や
かに増加したが, 体重増加に対して不満を呈することはなく, 身体イメー
ジの障害をうかがわせる言動もなかった。第 36 病日には全面的に経口摂
取とし, 食事はほぼ全量摂取した。病棟生活で認知症を示唆するような言
動はなく, 頭部 MRI では認知症を疑う所見はなかった。また家族の問題も
特にないということだった。

　しかし, そのころよりスクワットをしたり, 病棟内を歩き回ったり過活
動な様子が頻繁にみられ, 体重の増加は頭打ちとなってきた。このため経
腸栄養剤の経口摂取を併用し, 2,000kcal/日としたが, それについては抵
抗は示さなかった。ただ, 体重について問うと「40kg もいらないですよ」
といって苦笑する様子があったり, 言葉の端々から, 低体重のほうが健康
的という信念がうかがわれ, 肥満恐怖ではないものの体重に関するこだわ
りはあるようだった。BMI 14kg/m^2 となる, 30kg を退院目標としたが,
なかなか達成できなかった。入院も長引いたため, 第 126 病日, 29.1kg
で退院とした。

　退院後は「食べると下痢になる気がする」といって, 便の回数を気にし
ているものの, 体重は漸増し, 35kg 程度で安定している。

● ● ● ● **症例20　66歳, 女性**………………………………………………
　【生活歴】同胞 4 名中の末子, 三女として出生した。同胞の中では目立っ
て体格が小さく, 身体はあまり丈夫ではなかった。中学校を卒業後, 縫製
工場で 4 年半勤めたあと結婚し, 専業主婦となった。挙児は男児 1 人のみ
で, 息子が高校を卒業してから, 以来 20 年ほどパートの清掃業に就いて
いた。62 歳, 上司が替わって「仕事ができない」と叱責を受けるように
なり, 耐えきれず退職した。夫, 息子夫婦, 孫との 5 人家族である。
　【現病歴】20 代から, 体重は 37kg 程度で推移していた。特に誘因なく,
入院前年の 11 月には 25kg となっていたため, 近医内科医院を受診した。
内視鏡検査や超音波検査などを行うも有意な所見がなく, 経過観察となっ
た。その後も体重は増えず, 翌年 1 月には, 当院内科を受診した。このと

きは 26.8kg であった。諸検査を行ったがやはり異常所見がなく，精神的な原因を疑われて，2月に当科に紹介となった。

　食欲がなくて食べられないというが，本人に聞いても夫に聞いても食欲をなくすような精神的な要因はないとのことであった。抑うつ気分はなく，倦怠感はあっても低栄養によると考えられ，うつ状態は否定的であり，肥満恐怖ややせ願望を訴えるわけではない。言辞や理解力からして軽度精神遅滞が疑われたものの，食欲低下について心因性の要素を疑わせるような事実や言動がみられないまま，やむなく当科で経過を追った。食欲不振に対して人参養栄湯を投与し，4月にはイライラの訴えがあったため，食欲増進の効果も期待して olanzapine 5mg を併用したが，体重は徐々に低下した。9月には 23.7kg となったため，187 日間の入院治療を行った。

　【治療経過】入院時の身長は 135.6cm，体重が 23.4kg，BMI は 12.7 kg/m^2 であった。血液生化学的検査は，白血球 5,900/μL，Hb 12.0g/dL，TSH 0.34μU/mL，fT4 1.03ng/dL，尿素窒素 8mg/dL，クレアチニン 0.85mg/dL，AST 23U/L，ALT 14U/L，LDH 328U/L，ALP 716U/L，Na 145mmol/L，K 3.2mmol/L，Ca 9.2mg/dL，P 2.1mg/dL，T.Chol 206mg/dL，TG 175mg/dL，血糖 115mg/dL であった。

　経口摂取では体重が増えず，第 16 病日から 1,600kcal で経管栄養を開始したが，注入量が多いといって強い腹満を訴えたり，ときに嘔吐してしまうこともあった。

　るいそうの原因として，悪性腫瘍，甲状腺機能障害，糖尿病，消化性潰瘍，結核などの感染症，副腎機能不全，うつ病は否定的と考えられた。胸部単純 X 線，胸部 CT で肺野末梢にすりガラス影を認め，間質性肺炎と考えられたが，程度は軽く，るいそうの原因とは考えられなかった。腹部 CT では両腎の微細な結石，左優位の腎皮質萎縮を認めた。胸郭の縦長変形，アルカリ・フォスファターゼ，クレアチニンの高値，CT で両側坐骨の骨折治癒後と思われる変化などから骨軟化症を疑い，内科にコンサルトしたところ，Fanconi 症候群による骨軟化症と診断された。ただ腎機能障害の原因は不明である。

　中等教育までしか受けていないこともあるが，漢字はほとんど読み書きできず，ものごとの理解は表面的・短絡的であり，自己の心情を明快に言語化できずに要求だけを泣きながら繰り返すなど年齢不相応な対応も目立ち，知的な障害は否めないと思われた。しかし身体疾患の検索と体重の回

復が優先される状況下で，患者を混乱させる可能性のある知能検査はあえて施行しなかった。性格は頑固で，一度言い出したらきかず，検査のために内科に転科するように勧めたところ，せっかく精神科病棟に慣れたのにと言って頑として聞き入れなかった。

入院長期化により，焦躁を示すこともあったため，mirtazapine 15 〜 30mg，quetiapine 25 〜 50mg などによる治療を試みたが，目立った有効性はなかった。体重増加は思わしくなく，12 月上旬には 27.7kg であったが，徐々に経口摂取に切り替えて，経鼻胃管は抜去した。食事が多すぎると言って 1,600kcal 食を 7 割ほどしか摂取できないため，経腸栄養剤の経口摂取を併用した。食事をこっそり捨てていることもあった。体重は 30kg を目標としたが達成できず，ただ入院が長期化したこともあり，体重は 27kg 前後で安定を保っていたため，3 月上旬に退院とした。退院時の体重は 27.3kg である。

退院後の体重は 26 〜 28kg で推移していたが，3 ヵ月ほどで次第に歩行が不安定となり，通院が困難となった。夫の希望で退院 11 ヵ月後，近医に転医となった。

4 老年期と摂食障害

60 代に事例化した摂食障害であり，症例 19 は 43 歳頃から体重減少が始まり，50 歳頃からは 30kg 台前半で推移していた。症例 20 は 20 代から体重は 37kg であった。それが 60 代になってさらに減少し，症例 19 は BMI 10.4kg/m^2，症例 20 は 12.7kg/m^2 で入院した。いずれも再栄養に対してあからさまな抵抗は示さないものの，症例 19 では過活動となり，症例 20 では執拗に腹満感を訴えるとともに，嘔吐したり，食事を捨てたりして，体重の回復はスムーズにはいかなかった。

正常体重の下限とされる BMI 18.5kg/m^2 に相当するのは，症例 19 では約 40kg，症例 20 では約 34kg である。この体重を切った時点を発症とするなら，症例 19 の発症は 37 歳から 40 歳の間である。症例 20 ではいつから 34kg を切る状態になっていたのかわからないが，入院前年 11

月に 25kg と気づかれるまでに急速に体重減少が進行したようである。

　操作的診断で摂食障害の範疇とするのは問題ないにしても，自分の体重や体型に対する認知に障害がないとみると，DSM-5[1)] では，回避・制限性食物摂取症に分類される。しかしながら，明らかに肥満恐怖ややせ願望を表出することはなかったにせよ，上述のように「体重増加を妨げる持続した行動」があることを鑑みると，神経性やせ症の診断を満たすことになる。従来，日本では「肥満恐怖」や「身体イメージの障害」の明らかでない神経性やせ症が多く存在しているという指摘があり[16)]，症例 19・20 もこうした一群に含まれ，病像において若年例との明確な差は指摘できない。

　老年期の摂食障害というとまずは認知症による拒食や老年期の虚弱が問題となるが，老年期の神経性やせ症も，例えば刑務所では摂食障害を伴う万引き累犯の高齢者が少なからず存在する[17)]。神経性やせ症の10〜20％は遷延化する[18)] とされるが，老年期まで遷延した症例の報告[19, 20)] も少ないながらある。老年期に事例化する症例としては，43 歳発症で77 歳精神科初診の神経性やせ症摂食制限型の症例[21)]，60 代発症の過食・排出型の症例[19)] などの報告が散見される。老年期では食欲が低下し体重が減少する傾向があるのは生理的な現象[22)] だが，中年期以降に発症した症例が，老年期の生理的な変化とあいまって超低体重にまで陥るという経過があり得るのかもしれない。症例 19 は 30 代末，症例 20 は 60 代の発症と推定される。

　他方，発症に至る経緯は若年例とは異なるように思われる。若年例では自分の体型を気にしたり，太っていると言われたりすることが契機となることが多いわけだが，われわれの症例では明快な契機は見当たらない。症例 19 では体重が減り始めた頃，「牛乳は身体によくない」などと言っており，入院後は「健康になりたい」「添加物はとりたくない」といった言葉が聞かれ，健康に対するこだわりが体重減少に結びついた可能性がある。その点では第 5 章で触れた神経性正食欲症[23)] に近い症例

といえるかもしれない。症例20は一層明らかではないが、元来の体格の小ささ、Fanconi症候群に結びつく腎機能障害などの身体的状況が食欲低下のきっかけとなった可能性がある。

　食物が手に入る状況で命に関わるほど体重が減ってしまうのは生物として非合理的なのだが、摂食障害における体重や食欲の制御には複雑な因子が関わっている。従来、満腹中枢と空腹中枢の二重支配により摂食行動が調整されていると考えられてきたが、現在ではレプチンをはじめ多数のホルモンや神経ペプチドが関与していることがわかってきている[24]。が、大雑把にいえば、小食状態が安定的に続くことでグルコースの変動も少なくなり、空腹の信号も出にくくなると考えられる。「ダイエットをすると胃が小さくなる」などとして人口に膾炙している現象である。われわれの症例で摂食量が減った原因が何であれ、小食と低体重が持続したのは小食に馴化するメカニズムの関与が考えられる。さらに通常は食事制限によって食物の渇望が生じ、飢餓状態においては、エネルギー消費（熱産生）を抑制するとともにエネルギー源の摂取（摂食）を促進するメカニズムが哺乳類には備わっている[25]。ところが飢餓状態において、神経ペプチドの反応によって食欲や摂食行動を抑制する悪循環が生じてしまう可能性をDwyerら[26]は指摘している。

　他方、Kayeらは近年の脳画像検査の所見から、摂食障害においては不安に関する神経系の異常、報酬系の機能低下、空腹感などの身体情報を統合的に処理する内受容知覚の異常があるとする[27]。これは摂食障害の患者には、元来、摂食障害を発症しやすい素因があるとの推測に沿ったものであるが、一定した見解には至っていないものの絶食自体が認知の変容[28]を惹起するという知見もある。症例19では健康を気にするようでいて甲状腺の精査は拒否するなど健康に対する独特な構えがあり、症例20では明らかに知的な問題があるうえに頑固な性格があり、こうした特性が摂食障害の進行に関与した可能性がある。

　治療において、症例19では摂取カロリーの漸増が一見スムーズに進

行したが，途中から過活動によって体重の増加が頭打ちになってしまっ
た。症例 20 では経管栄養で栄養を補ったが，腹満感の訴えや嘔吐によ
る抵抗が強く，経口摂取には切り替え得たものの，BMI が $14\mathrm{kg/m}^2$ を
越える水準を保つに留まっている。摂食障害では体重減少はもちろん，
肥満恐怖ややせ願望も疾病の表現型に過ぎず，その背後にある問題とど
う折り合いをつけるかが治療課題となっていく。例えば，青年期にお
いてそれは自己効力感の向上や自己受容である[29] ことに異論はないが，
提示した老年期例ではそうした心理的布置は見出せていない。思春期例
では低体重が成長発達の障害となるのと対照的に，老年期例では老齢虚
弱（フレイル）の問題に結びついていく可能性があり，健康長寿をみす
えると正常な体重に戻す必要があるが，身体的疾患を持つ症例 20 につ
いてはすでに衰弱に向かっており，症例 19 では入院にならないという
程度で治療的膠着に陥っているのが現状である。

　成尾は中年期症例には心因は特定できないことが多い[30] とし，43 歳
発症の 77 歳例を報告する江原は遷延化の要因として身体的退行変化の
関与も否定できない[21] としている。提示症例では，特に症例 20 で身体
的状況の関与は大きいものと思われたが，病前からの，知的障害を含め
た認知機能の偏倚の関与もまた少なからずあるのではないかと思われ
た。

【　文　　献　】
1 ）American Psychiatric Association Diagnostic and Statistical Manual of Mental
Disorders, 5th Ed.（DSM‑5）. American Psychiatric Publishing, Arlington,
VA, 2013.（高橋三郎，大野裕監訳，染矢俊幸ほか訳：DSM‑5 精神疾患の
診断・統計マニュアル．医学書院，東京，2014.）
2 ）Crisp, A.H.：Anorexia Nervosa：Let me be. Academic Press, London, 1980.（高
木隆郎，石坂好樹：思春期やせ症の世界─その患者と家族のために─．紀
伊國屋書店，東京，1985.）
3 ）日本摂食障害学会監修：摂食障害治療ガイドライン，医学書院，東京，2012.
4 ）Ariès, P.：L' Enfant et la vie familiale sous l'Ancien Regime. Seuil, Paris, 1960.
（杉山光信，杉山恵美子訳：〈子供〉の誕生─アンシャン・レジーム期の子

供と家族生活―．みすず書房，東京，1980.）

5）安達貴教：「「子ども」の誕生」に関する二つのエッセイ―経済学的パースペクティヴ―．retrieved on 25 Sep., 2018.（http://www.soec.nagoya‐u.ac.jp/~adachi.t/aries.pdf）

6）厚生労働科学研究費補助金成育疾患等次世代育成基盤研究事業 親子の心の診療を実施するための人材育成方法と診療ガイドライン・保健指導プログラムの作成に関する研究班：平成29年度 親子の心の診療に関するアンケート結果のご報告．retrieved on 26 Sep., 2018.（http://www.kurume‐u.ac.jp/uploaded/life/17112_28548_misc.pdf）

7）Bhanji, S. and Newton, V.B.：Richard Morton's account of "nervous consumption." Int. J. Eat. Disord., 4；589-595, 1985.

8）Raimbault, G. and Eliacheff, C.：Le Indomptable：Figure de l'anorexie. Editions Odile Jacob, Paris, 1989, 1996, 2001.（加藤敏監修，向井雅明監訳，佐藤鋭二訳：天使の食べ物を求めて―拒食症へのラカン的アプローチ―．美和書店，東京，2012.）

9）中井義勝，任和子，鈴木公啓：摂食障害の疫学．脳21，18；153-157，2015.

10）石川俊男，田村奈穂：摂食障害の高齢化―入院患者の検討より―．心身医，54；935-939, 2014.

11）木村宏之，外ノ池隆史，室谷民雄ほか：Anorexia Nervosaの発症年齢とBody Mass Index（BMI）―Peak Onset AN群とLate Onset AN群との比較から―．精神経誌，111；901-907，2009.

12）赤羽晃寿，初瀬記史，押久保岳ほか：総合病院における摂食障害診療に関する検討―ERおよび救命救急センターを受診した摂食障害患者の特徴から―．臨床精神医学，44；1547-1554，2015.

13）Postman, N.：The Disappearance of Childhood. Vintage, New York, 1982.（小柴一訳：子どもはもういない．新樹社，東京，1995.）

14）磯野真穂：ダイエット幻想―やせること，愛されること―．筑摩書房，東京，2019.

15）小林聡幸，佐藤謙伍，福田和仁ほか：60代で事例化した神経性やせ症の2例．栃木精神医学，37；18-23，2018.

16）中井義勝：DSM-5を用いた食行動障害および摂食障害群の診断について―診断を行うときの注意点―．精神経誌，118；867-879，2016.

17）松本卓也：「女子刑務所」の診察室からみえること．女たちの21世紀，80；28-33，2014.

18）和田良久：摂食障害の長期予後・死亡と自殺・摂食障害からの回復．精神科治療学，27；1287-1291，2012.

19）増田結香，志々田一宏，山脇成人：20歳代で発症し，60歳代で低血糖を契機に初めて治療介入に至った神経性無食欲症の1例．精神経誌，119；437，2017.

20）冨田裕一郎，堀部大輔，服部聡ほか：嘔気，嘔吐を主訴に入院となった69歳

の神経性食欲不振症の1例．心療内科，7；327-332，2003.

21）江原嵩，河上靖登，西村輝明ほか：発症後30余年間を経過し，現在77歳の神経性無食欲症の1症例．老精医誌，27；317-322，2016.

22）Pilgrim, A.L., Robinson, S.M. and Sayer, A.A. : An overview of appetite decline in older people. Nurs. Older People, 27 ; 29-35, 2015.

23）Bratman, S. and Knigh, D. : Health Food Junkies : Orthorexia Nervosa : Overcoming the Obsession with Healthful Eating. Broadway Books, New York, 2001.

24）太田一樹：空腹・満腹のメカニズム―中枢性摂食調節機構について―．鎌倉女子大学学術研究所報，12；1-12，2012.

25）中村和弘，中村佳子：飢餓反応の中枢神経回路メカニズム．肥満研究，23；161-168，2017.

26）Dwyer, D.S., Horton, R.Y. and Aamodt, E.J. : Role of the evolutionarily conserved starvation response in anorexia nervosa. Mol. Psychiatry, 17 ; 595-603, 2011.

27）Kaye, W.H., Wierenga, C.E., Knatz, S. et al. : Temperament-based treatment for anorexia nervosa. Eur. Eat. Disord. Rev., 23 ; 12-18, 2015.

28）Benau, E.M., Orloff, N.C., Janke, E.A. et al. : A systematic review of the effects of experimental fasting on cognition. Appetite, 77 ; 52-61, 2014.

29）田村奈穂，石川俊男：両輪の，体重と対となるもの―体重増加と並行して行わなければいけない治療の重要性について―．心身医，57；805-811，2017.

30）成尾鉄明：中年期の摂食障害．臨床精神医学，42；553-559，2013.

第 8 章

擬態する／された神経性やせ症

小林　聡幸

1 「何か聞こえる？」

　印象的な症例がある。

　とある病院の内科出身の心療内科医から紹介された 10 代後半の女性
で，紹介状の病名は摂食障害であった。体重はどの程度だろうか，入院
が必要だろうかなどと考えながら診察室に招き入れたところ，着席する
までの間に，患者に質問すべき内容は決まった。「何か聞こえる？」で
ある。

　その問いに対して患者は行為を言表する幻聴があることを語った。要
は，第一印象だけでもわかるくらいに慢性期統合失調症に特有の雰囲気
を漂わせていたのである。残念ながら，この症例[1] はすでに陰性症状
が著しく，対人関係の密な大学病院での入院治療はうまくいかずに，よ
り静かな精神科病院に転院せざるを得なかったものである。ただ，この
経験で痛感したのは，心療内科医といえども，精神科の臨床経験がない
と，精神病圏の診立てはどうやら困難だということである。

　これは神経性やせ症に擬態した統合失調症であったわけだが，精神科
医なら簡単に見抜けるような病状でもあった。ただもっと病初期，ある
いは前駆期に摂食障害の症状が出現した場合には診断は難しいことにな

るだろう。

　本章では他の疾患によって擬態された神経性やせ症，あるいは他の疾患に擬態した神経性やせ症に焦点をあてる。うつ病と過食症の合併は少なからずあるが，単に食欲低下を呈しただけでは摂食障害の合併とは言わない。そこに肥満恐怖や身体イメージの障害など摂食障害の精神病理が認められたときに，摂食障害の合併と記述することになるだろう。その点で臨床家の関心を引くのはまずは統合失調症との合併である。

　まず，神経性やせ症過食・排出型を合併した統合失調症の長期経過[2]を提示する。

2　統合失調症と摂食障害

●●●● 症例21　28歳，女性‥‥‥‥‥‥‥‥‥‥‥‥‥‥‥‥‥‥‥‥‥‥‥

　農家に出生し，兄と2人同胞である。両親と祖父母の間には対立が絶えず，緊張感の高い家庭で，患者は何かと出来のよい兄と比べられて，母親から褒められたことがなかった。

　短大に進学したが，体重が60kgに増加し，煙草でやせられるときいて喫煙したり，下剤を濫用した。この頃，ときに笑い声の幻聴があった。卒後，就職したが，おならを笑う同僚の声の幻聴が出現し，すぐに退職し，実家に戻った。幻聴は1ヵ月ほどで軽快し，1年半ほど別の仕事に就いた。

　22歳で結婚し，翌年（23歳），長男を出産したが，妊娠中に煙草を断ったところ，イライラして過食が始まった。体重は下剤でコントロールしていた。やがて「煙草を吸っている」「下剤を使っている」などとマンションの隣室から聞こえるという幻聴が出現した。借家に引っ越したものの，幻聴は続いた。しかし気にしないようにして何とか家事はできていた。26歳時，次男の妊娠中には過食と嘔吐を繰り返していた。

　X＋4年，27歳，新築して引っ越したところ，新居の隣人の幻声も加わり，幻聴に影響された行動が生じて，精神科クリニックを受診した。同医よりの紹介で総合病院精神科に入院したが，すみやかに幻聴は消褪し1ヵ月で退院した。療養のため実家に戻り，28歳の1月，当科の外来に通う

ようになった。食べたいもののにおいがするという幻嗅が時にあった。過食と嘔吐が続き，不安や焦燥が強く，希死念慮も生じてきたため，6月から3ヵ月の入院治療を行った。夫は入院中から離婚を口にしており，退院すると離婚問題がくすぶって，過食・嘔吐と拒食を繰り返し体重が減少した。このため29歳の4月から総合病院精神科に半年入院した。入院すると過食は止まったものの摂食量が少なく，体重は29kgまで減少し，一時は経管栄養が施行された。

　退院後は，別の精神科病院でのデイケアを併用しつつ外来治療を行ったが，拒食と過食を繰り返していた。30歳の9月頃より過食が強まり，10月，当科に第2回の入院（3ヵ月間）となった。精神病性の不安への対処行動として拒食や過食が生じているように思われた。過食したことを「自分でも情けない」といって泣きながらも，「パン1個だけ買ってきていいですか」と尋ねるなど，摂食行動を治したいという言葉と，制御できない摂食行動とのちぐはぐさや，注意しても繰り返される病棟内での喫煙など衝動制御の障害が目立ち，統合失調症性の欠損症状が進んでいる印象が著明だった。

　32歳の年，夫は長男をひきとり，患者が実家で次男をみるという別居生活が決定的となり，今日まで続いている。33歳の8月には，長男が会いに来たあと，「私なんかいないほうがいい」と急激に希死念慮が高まり，有機リンを服用して自殺企図し，当院救急部に入院する。救命後，当科に1ヵ月半ほど入院したが，自殺企図に至る理由についてはうまく言語化できなかった。

　退院後は精神科病院のデイケアや精神障害者授産施設などを利用しつつ，過食と拒食は続くものの入院に至ることなく経過した。薬もquetiapine 100mg程度で十分であった。38歳，専門学校に通って職業資格を取得，子どものスポーツクラブの付き添いで同級生の母親と交流するなどストレスフルだが，これまでにない体験をし，翌年は資格を活かして1年ほど就職した。30kg台で推移した体重も，ややふっくらした体型に落ち着き，摂食行動の異常も消褪していった。幻聴はときどきあるが，「幻聴は聞こえる。気にしないようにしている」ということである。43歳の5月，約1年にわたってquetiapineは服薬していないが，安定していることが報告された。49歳となる現在も3ヵ月に1回ほどは受診し，両親との葛藤や社会参加のうまくいかない息子の悩みなどを語っていく。

　統合失調症と摂食障害の合併は二様に解釈できる。ひとつは統合失調症による自我機能や衝動制御の障害が摂食障害の合併に結びつくという考えで，この場合，統合失調症の程度は重いことになる。他方，摂食障害を神経症と捉えて，広義の神経症症状を伴う統合失調症と考えると，摂食障害の症状が人格解体を抑制する働き[3]があることも想定される。症例21は当初，統合失調症性の人格変化に摂食障害が合併した難治例と考えられたが，長期経過を追ううち，社会的にもある程度の適応をみせ，投薬も不要となった。つまり前者の病態だと思われていたのが，経過を追うと後者であったのではないかと思われる。

　統合失調症慢性期では摂食行動の障害は珍しくない。異食や食事のかき込みは慢性期病棟であれば周知のことである。肥満もよくみられることであるが，抗精神病薬の影響や衝動制御の問題ということになるだろう。こうした摂食行動の異常を神経性やせ症や神経性過食症と同列に考えることはできない。第5章で触れた「健康な食事を摂ることへの不健康な強迫観念」である神経性正食欲症が統合失調症の初期症状としてみられたという報告もある[4]。

　統合失調症と摂食障害の関連について，二様と述べたが，既存の説について Cinemre ら[5]は次の5つに整理している。

1) 摂食障害と精神病とが相互作用を及ぼすが，それぞれは独立した障害である[6-8]。

2) 一過性の精神病が体重増加のストレスから生ずる[3,9]。

3) 食物と食事に過度に巻き込まれることは精神病に対する防衛である[10]。

4) 両疾患は同じ疾病課程の2つの表現型で，食事と身体イメージについての歪んだ思考は統合失調症の結果としての認知障害に関連している[11,12]。

5) 神経性やせ症と統合失調症は連続体として存在する[13]。

　1）については両疾患の発症頻度からみるかぎりは妥当で，一般人口と同様に，摂食障害でも同じ程度の頻度で統合失調症を合併したに過ぎない可能性がある。すなわち統合失調症と摂食障害の合併は単なる偶然であることが示唆される。ただ，Bou Khalil らによれば，男性摂食障害患者の場合には統合失調症を合併する危険は 3.6 倍であり，両者の関係は偶然でないかもしれない[14]。2）は一過性に終わるので，あまり診断的な問題にはならないのではないだろうか。

　3）については，神経症症状が統合失調症発症や悪化の防衛になるという昔からある説に依拠している。この説は一般的に妥当とは言えないまでも，症例によっては首肯できる例が少なからずある。摂食障害の症状が神経症症状かといえば，例えば摂食障害にヒステリーの要素を見出すことはできる[15]わけである。Hugo と Lacey は統合失調症と摂食障害にレシプロカル（相互隠蔽的）な関係がある[3]としており，Ferguson と Damluji は，摂食障害が，自我境界が消失した統合失調症患者に自己同一性の感覚を与え，彼らの人生を組織化する手助けをする[7]と結論している。病初期ないし前駆期に摂食障害を呈する統合失調症症例は摂食障害の症状を呈することで何とか統合失調症の発症や進展を阻止しようとしているのかもしれない。もっとも Cannon ら[16]は小児精神科病棟の入院患者の予後を調べ，小児期の摂食障害はむしろ気分障害の予測因子であったとしている。

　4）は統合失調症慢性期のさまざまな摂食行動の異常は統合失調症の認知障害に起因するという見方に合致するが，それが必ずしも摂食障害というまとまった形をとるかはわからないのではないか。5）は，自我の発達水準に平行して，神経性やせ症も神経症レベルから精神病レベルまでの連続体をなすという仮説である。高橋ら[17]は当初，摂食障害と診断され，その 1〜2 年後に統合失調症に診断変更となった 12 例を報告し，「重度で難治な症例において統合失調症の合併が疑われることが多い」と述べている。

3 摂食障害の主体保護作用

　症例 21 では，体重を気にして煙草や下剤の濫用を始めたのと笑い声の幻聴が生じたのはほぼ同時である。しかし幻聴はいまだ一過性で，明らかな摂食行動の障害にも進展しないまま 5 年ほどが経過する。長男の妊娠中に過食に引き続いて，幻聴が生じているのが，明らかな発症といえる。幻聴は「煙草を吸っている」「下剤を使っている」などといったものだったということだが，煙草はやせるために吸っており，煙草をやめたイライラで過食が始まるなど，煙草に関する幻聴は，下剤に関する幻聴とともに，摂食障害と密接に関連した幻聴と考えられる。体重が増えたのを気にして，食事のコントロールを始めたり，太ることを恐れたり，過食して罪悪感に襲われたり，まずは神経性やせ症の病像であった。その後の経過で幻聴はすべてが摂食や肥満の問題に関わっていたわけでもないようだが，悪口やからかうようなもので，内容的には過食や肥満について揶揄するものが多かったようである。その点では摂食障害は統合失調症に病像形成的に働いたといってよい。

　統合失調症の病態としては幻聴が主体であった。「他人の目が気になって，自分のことを言われているような気がしてしまう」，「授産施設で嫌われているような気がしてダメ」などという関係念慮が語られることもあり，また，過去を振り返って「引っ越すたびにずっとつけてくる人がいて，だんだんその人数が増えている。無視するのが大変」などとも述べているが，全般的に妄想の訴えは少ない。Schneider[18] は統合失調症の病型を列挙して，幻聴型というのを挙げてもよいと述べているが，確かに幻聴を主体にした特徴的な一群はおり，本例も幻聴型といってよい病像である。

　また，前述の「バカ，デブ，ブスとか変な言葉が聞こえてきちゃって，それを自分が言っているような気がして。言葉にならない声がそん

な風に聞こえちゃっているんじゃないかと思って。だから，そんなこと言わされているような気がしちゃって」，「幻聴が夜にやっぱり聞こえてきて，何々が食べたいって言わされている感じ，『餃子が食べたい』とか。餃子が 1 ヵ月くらい続くと今度はサンマになったり」といったように，聞こえることと，言うことと，言わされることが不可分であるということを示唆する訴えもあった。ここでも「デブ」というように肥満の悩みが反映しており，何々が食べたいというのも，食事に対する願望が映し出されているといえる。幻聴として聞くのか喋らされるのか喋るのか曖昧な発生機的段階を保っていたことが，摂食障害的な悩みを幻聴へと流し込む要因ではないかと推測される。ここでは統合失調症が偽神経症的な様相を帯びているといえる。

　他方，統合失調症が摂食障害に与えた影響という観点からすると，統合失調症性の人格変化が摂食行動の制御を困難にしたというようにみえた。29 歳時に総合病院精神科に入院した際，入院前の過食・嘔吐が入院後は何の葛藤もなくぴたりと止まり，今度は摂食量が少なくなってどんどん体重が減っていってしまい，当時の担当医が「入院させても無駄」と嘆いていた。神経性やせ症，とりわけ制限型において，強迫的で融通のきかない思考はある種の思考障害のようにみえるが，その思考の主体は確として存在する。ところが本例では拒食したり過食したりする主体の存在感が希薄で，ただ拒食とか過食といった現象のみを前にしているような手応えのなさを感じたのである。

　33 歳時の別居している長男の来訪後の自殺企図も，企図時には「私なんかいないほうがいい」とは言っていたものの，その後，なぜ死のうと思ったのか，患者は言語化できず，心理的な介入の困難を感じた。自殺企図にしろ摂食行動の障害にしろ，言語の俎上に載ってこない，精神病性の不安が背景にあるように思われた。

　この頃までにはある程度進行した破瓜型の症例という印象を持っていたが，徐々に回復をみせ出すのが，この自殺企図のあと頃からである。

デイケアや精神障害者授産施設に通うようになり，常々，母親に否定的な評価しか受けてこなかった患者が，スタッフに「頑張りすぎるから少し休むように」とすら言われるようになった。職業資格を取るとともに，子どものスポーツクラブの父兄の対人関係を経験，翌年1年間は就職した。しかし，この間も，強度は薄れたものの幻聴は持続。波状に過食・嘔吐の時期がみられたが，体重は高めに安定するようになった。42歳時には服薬も不要となっている。

　治療的には特段の工夫があったわけではないが，途中で他院への入院で手は離れたものの，それ以外は20年間変わらぬ主治医だったことは，薬物療法をやめても定期的に受診してくるところをみると相応の意義があったのであろうと思われる。

　症例21における摂食障害と統合失調症の関係をまとめると，摂食障害の病理は統合失調症のフィルターを通して，摂食にまつわる幻聴となる一方で，統合失調症の病理が過食・嘔吐などを生じやすくしていたというようにみえる。しかし，前者は統御困難な精神病性の不安を過食や嘔吐といった具体的な形に限局化するということで自己治癒的な機能を担っていたのではないか。他方，後者は幻聴を肥満や過食への揶揄といった，日常的でありきたりな内容に留めることで，現実離れした体験になりがちな統合失調症の病態を現実につなぎ止める役割をしていたとみることができる。それが過食も幻聴も必要なものとして併存しつつ，その強度を弱めていくという経過をとった所以ではないかと思われる。

❹ ミュンヒハウゼン症候群により擬態された神経性やせ症

　統合失調症と摂食障害の関係は以上のように一筋縄ではいかないところがあるが，次にもう少しわかりやすい形で神経性やせ症を擬態した症例[19]を提示する。

● ● ● ○　症例 22　40 代後半，女性……………………………………………………

　高校卒業後，アルバイトを転々としたのち 20 代後半で結婚し，1 男 1 女を儲けたが，3 年後に離婚した。40 歳頃から数年間，介護士として働いたが，当科入院の前年 3 月に退職し，以後，生活保護を受給している。同時に，長男が高校を卒業して就職し，家を出たため，不登校でひきこもりの長女と 2 人生活となった。

　8 月，嘔気・嘔吐を訴えて近医受診するも，症状は改善しないため，10 月，総合病院内科に入院した。精密検査で異常は見出せず，この入院中から頻回に敗血症性ショックを来すようになった。原因精査のため，12 月，当院内科に転院した。やはり検査で異常はなく，とうとう患者がトイレで汚物を点滴ルート内に注射しているところが確認された。なぜそのようなことをしたのか問うと「頭が白くなり，ボーッとして気がつくと注射していた」と述べた。ミュンヒハウゼン症候群と診断，精神科での治療継続を勧めたが，患者は拒否し，やむをえず，翌年 3 月，もとの総合病院内科に転院した。

　しかし総合病院内科では，嘔気・嘔吐が増悪し，食事摂取も減って，急激に体重減少し，摂食障害が疑われ，5 月，当科に転院した。

　身長 156.0cm，体重 35.9kg，BMI 14.8kg/m^2 であった。体型へのこだわりは否定するが，嘔吐するのが怖いと言ってほとんど食事を摂らなかった。薬物療法や経管栄養を提案するも患者は拒否し，体重は減り続けた。説得と拒否の繰り返しの末，入院第 43 病日にようやく経管栄養の実施に同意したが，それでも胃管の挿入時には 2 時間ほど抵抗を続けた。

　しかしいったん経管栄養が始まると，不満を述べることもなく，嘔気・嘔吐も消失し，順調に体重は増加した。BMI がおよそ 16kg/m^2 となったころ，自ら経口摂取ができそうというため，経鼻胃管は抜去した。その後，摂食は順調であったが，退院が近づくと急にまた嘔気・嘔吐を訴え，摂食量が減り，他患の前でふらついたり，担当医の回診に合わせて過換気を起こしたり，カイロで体温計を温めたりした。担当医としては摂食障害の症状も含めこうした症状はミュンヒハウゼン症候群とみており，本人も「がんばって退院します」というので，第 93 病日に退院とした。

　退院 2 ヵ月後には 47kg にまで体重は増え，特に何かの症状を呈することもなかったが，程なく通院しなくなった。

　ミュンヒハウゼンとは伝説のほら吹き男爵であり，ミュンヒハウゼン症候群とは疾病を作為的に作り出す病態の総称である。この症候群は操作的診断基準では作為症／虚偽性障害の名称が与えられている。なぜ虚偽の疾病を作り出していたか患者本人による言明がないので推測するほかないが，敗血症にしろ，神経性やせ症にしろ，疾病が作り出されれば，入院が継続されることからして，自宅に帰りたくなかったのではないかと考えるのが妥当であろう。結婚後早期に離婚し，女手ひとつで2児を養育してきた人だが，仕事を続けるのに疲れてしまったのか生活保護を受給するようになり，さらにひきこもりの娘との2人の生活になってから，ミュンヒハウゼン症候群を呈するようになっている。福祉担当者からの情報だと，患者が入院中，独居になった娘は特に困った様子を示すことなく，のびのびと生活していたようである。こうした状況を考えると，生活苦や，娘との葛藤などから自宅に居たくないのではないかと思われた。

　症例22の場合，敗血症の捏造が発覚したころから精神科医が関わりを持っていたため，神経性やせ症もこれと同等の捏造された病態と考えて対処したが，もし内科での病歴がわからない状況で初診したら誤診していたかもしれない。敗血症の捏造は，病棟に注射器を持ち込んで，看護師の目を盗んで汚物を点滴ラインに注射するという，手もかかるし，発覚しやすい方法をとるしかないが，摂食障害の捏造ならば，摂食障害で食べないことと，作為症で食べないことを鑑別する証拠はまずありえない。入院継続が目的なら摂食障害の捏造のほうが遙かにスマートだ（もっとも摂食障害の表現型をとったミュンヒハウゼン症候群の症例報告[20-22]は散見されるものの，そう多いわけではない）。その意味で摂食障害とミュンヒハウゼン症候群との鑑別は極めて困難である。

　本例では，経管栄養を始めるまでの抵抗と，開始後の受容の豹変が特徴的であった。胃管挿入まで激しく抵抗しながら，経管栄養が始まれば諦めたように大人しくなる症例も少なくはないが，それでも経管栄養中

に陰に陽に体重増加への忌避を示すものであるが，本例ではまったくそういうことがなかった。

　とはいうものの，中核的な摂食障害というものがあって，それは摂食制限や過食・嘔吐が一次的な症状なのだとは言い切れないところがある。例えば，手のかかるきょうだいに親の関心が向いている家庭で，一見，何の問題もなく育ってきた「いい子」が神経性やせ症を発症することがある。そうした患者は，体重が減ってはじめて親が心配してくれたなどと述べる。ここでは神経性やせ症の存在意義はこのミュンヒハウゼン症候群の症例と大きく異ならないものということができるだろう。こうした症例では摂食障害は周囲の気を引くための症状として機能している。

　神経性やせ症が何かによって擬態されているという観点を持ってみていくことは，治療のとば口を見つけ出すことにつながるかもしれないという点で重要である。

5 術後心奇形に擬態した神経性やせ症

　次に挙げるのは，神経性やせ症が別の病態に擬態していた症例[23]である。

● ● ● 症例23　20代前半，女性………………………………………………………

　同胞2人の長女として生まれた。出生時より著明なチアノーゼを認め，Ebstein奇形の診断で，生後1ヵ月を最初に何度も手術を施行された。8歳，食事に対する恐怖が生じて摂食できなくなり，カウンセリングを受けたことがあった。9歳，Fontan手術を施行したことで，身体状況はかなり改善され，通学も問題なくできていた。

　高校卒業後は障害者枠で事務職に就職したが，このころの体重は45kgであった。18歳の10月，会社の不祥事で激務となり，疲労感が蓄積し，腹痛で食事量が低下した。19歳の2月，心臓血管外科の定期受診の際に，

血圧低下，低カリウム血症を指摘され，総合病院小児科に紹介入院となった。補液中心の加療で軽快し退院，その後，職場復帰したものの，再度食事量が低下して身体状態が悪化し，以後，13回の入院を繰り返した。その間，同院精神科などを受診したが，摂食量の改善はみられなかった。

21歳の3月，同院小児科に14回目の入院となったが，食事摂取の不安をスタッフに相談できず，食べ物を噛んで吐き捨ててしまう，そのまま捨ててしまうなどの行動があった。さらに容易に低血圧となるため補液を施行していたところ，ますます食事を摂取しなくなった。

4月，神経性やせ症疑いで当科に紹介され，6月，入院となった。

入院時は「いまの体重は低く，つらいのでよくなりたい」と治療意欲を示した。身長は155cm，体重は31.9kg（BMI 13.3kg/m^2），四肢に浮腫は認めなかった。血液生化学検査では，AST 51U/L，ALT 47U/Lと軽度肝機能異常を認めたほかは異常なかった。1,550kcalで食事を始め，1,750kcalに増量し，第15病日には33.8kgにまで増加した。しかしその後，体重は減少に転じ，食事を1,950kcalにまで増量したものの，第49病日には30.2kgにまで減少した。

この時点で，身体的問題による食欲不振なのか，摂食障害なのかが問題となった。身体所見や採血検査の結果からは著しい食欲不振を呈するとは考えにくい一方で，摂食への忌避はみられず，肥満恐怖などを表出することもなく，摂食障害と判断する決め手はなかった。栄養を摂っていても体重が減るのが，身体状況によるものか，密かに嘔吐などしているのかも不明であった。Fontan術後の循環動態は単心室に近いものであり，静脈圧が高く，腹水がたまりやすい状態である。実際，CTで確認すると腹水の貯留はみられており，腸管浮腫のために吸収が悪い可能性も否定はできなかった。

第49病日から，とりあえず栄養を経管に切り替え，2,000kcalにまで漸増した。これにより第83病日には38.3kgにまで体重が増えたため，2,000kcal経口摂取に切り替えたが，その後の体重は伸び悩み，37kg台で推移した。ここで病態として次のような仮説を立てた。何らかの先行する精神的問題で食事摂取が低下したことをきっかけに，Fontan術後の循環動態下に大量腹水が生じた。その結果，腹水が腸管を圧迫し，嘔気・嘔吐や腹部不快感が生じ，食事摂取がさらにうまくいかなくなり，低血圧も出現，悪循環となった。これが小児科に入院を繰り返した時期の病態であ

る。経管栄養によって栄養状態を改善することで，身体問題が軽快し症状も緩和された，と考えた。ただ 2,000kcal 経口摂取を続けても体重増加が停滞していることは説明できなかった。それでも体重は安定していたため，第 150 病日に退院とした。

　入院中に施行した WAIS-Ⅲ では，全検査 IQ 74（言語性 IQ 82，動作性 IQ 71）と境界知能であった。

　何らかの精神的原因で食欲が低下して体重減少したところ，Fontan術後の循環動態があるがために悪循環に陥って，腹部不快感から食事が摂れなくなり，また腸管浮腫で栄養吸収が悪くなったのではないかと推測したのである。つまり先天性心疾患サバイバーの独特な身体状況から生じた病態ということである。治療的には，経管栄養によって栄養状態を改善することでこの悪循環から脱しえたとみた。ただ，病態生理を理路整然と説明できていたわけではなく，こうした説明も仮説に留まっていた。

　半ば予想されたことだが，この症例は退院後すみやかに体重を減らして再入院になった。おなかが気持ち悪くて吐いたというのはおそらく意図的な嘔吐で，経口摂取しても体重が増えなかったのはこっそりと嘔吐していたのである。他患には「吐きすぎて，体重減り過ぎちゃった」などと言っており，はっきりと言明はしないものの，体重増加を忌避する姿勢は明らかだった。さらには体重を増やしすぎず，減らしすぎず，入院を長期化させようとしているようにみえた。

　こうした所見からして，神経性やせ症過食・排出型と考えられた。もちろん患者の身体的状況に Fontan 術後の循環動態がまったく関わっていなかったというわけではないだろうが，それは横断的な病態に関しては付帯的な状況である。ただ縦断的にみていくと，現在患者が神経性やせ症の状態に陥るに至っていることについては，先天性心疾患を持って生まれてきたことが大きく関わっている可能性がある。Fontan 術後，重篤な合併症なしに 40 歳を迎えるサバイバーは 41％である[24]という

が，先天性心疾患のサバイバーは高率に神経認知障害を合併し，それが社会適応の不良につながることも指摘されている[25]。

　症例23は身体的ハンディキャップを負いながら生育し，就職したものの，思わぬ状況から仕事が大変になってしまい，おそらくすっかり挫けてしまったのだろう。「復職したい」とは言うのだが，その一方で入院していたほうが交際相手が頻繁に面会に来るため，会う機会が多くなってよいなどとも述べており，摂食制限と嘔吐が社会生活の回避に役立っていることは事実だろう。その後，退院しても1〜2ヵ月で再入院ということを繰り返し，当科に紹介になってから約3年間，ほとんど入院している状態が続いている。行動制限療法は行動の自由を求める患者の動機があって機能するが，退院を忌避する患者の前では膠着状態に陥るばかりである。問題は摂食行動の是正というより，先天性心疾患サバイバーの社会適応援助という方向性で何ができるかということになっていくだろう。

⑥　症候群としての摂食障害

　本章では便宜的に「擬態する」「擬態される」と称したが，もとより摂食障害は症候群であって，単一の疾患とは考えられないので，種々の疾患に摂食障害の病態が現れてもおかしくはない。摂食症状の背景には，その患者の人格特性，家族関係，合併疾患などの領野が広がっており，治療上はそのすべてに目を配っておきたいものだが，到底すべてを見通せるものでもない。ただ，拒食や過食の背後に広がっている領域があるということには心しておきたい。

【　文　　献　】
1）高田早苗，小林聡幸，岡島美朗ほか：統合失調症に合併する摂食障害性の食行動異常の特徴と治療．精神科治療学，20；807-813，2005.
2）小林聡幸：統合失調症と摂食障害の合併例—20年の経過と回復—．臨床精神

病理, 34；112-113, 2013.

3) Hugo, P. and Lacey, H.：Disordered eating：A defense against psychosis? Int. J. Eat. Disord., 24；329-333, 1998.

4) Saddichha, S., Babu, G.N. and Chandra, P.：Orthorexia nervosa presenting as prodrome of schizophrenia. Schizophr. Res., 134；110, 2012.

5) Cinemre, B. and Kulaksizoğlu, B.：Case report：Comorbid anorexia nervosa and schizophrenia in a male patient. Türk Psikiyatri Dergisi（Turkish Journal of Psychiatry）, 18；1-4, 2007.

6) Hsu, L.K., Meltzer, E.S. and Crisp, A.H.：Schizophrenia and anorexia nervosa. J. Nerv. Ment. Dis., 169；273-276, 1981.

7) Ferguson, J.M. and Damluji, N.F.：Anorexia nervosa and schizophrenia. Int, J, Eat, Dis., 7；343-352, 1988.

8) Deckelman, M.C., Dixon, L.B. and Conley, R.R.：Comorbid bulimia nervosa and schizophrenia. Int. J. Eat. Dis., 22；101-105, 1996.

9) Grounds, A.：Transient psychoses in anorexia nervosa：A report of seven cases. Psychol. Med., 12；107-113, 1982.

10) David, A.S., Farmer, A.E. and Murray, R.M.：Schizophrenia and bulimia：A case report. Int. J. Eat. Dis., 5；771-775, 1986.

11) Small, A.C., Madero, J., Gross, H. et al.：A comparative analysis of primary anorexics and schizophrenics on the MMPI. J. Clin. Psychol., 37；733-736, 1981.

12) Yamashita, Y., Takei, N., Kawai, M. et al.：Anorexia nervosa as a phenotype of cognitive impairment in schizophrenia. Br. J. Psychiatry, 174；558-566, 1999.

13) Lyon, M.E. and Silber, T.J.：Anorexia nervosa and schizophrenia in an adolescent female. J. Adolesc. Health Care., 10；419-420, 1989.

14) Bou Khalil, R., Hachem, D. and Richa, S.：Eating disorders and schizophrenia in male patients：A review. Eat. Weight Disord., 16；e150-156, 2011.

15) 加藤敏：シモーヌ・ヴェイユに学ぶ摂食障害. 精神科治療学, 20；775-784, 2005.

16) Cannon, M., Walsh, E., Hollis C. et al.：Predictors of later schizophrenia and affective psychosis among attendees at a child psychiatry department. Br. J. Psychiatry, 178；420-426, 2001.

17) 高橋恵理：摂食障害にて発症した統合失調症症例. 心身医学, 51；615-620, 2011.

18) Schneider, K.：Klinische Pscychopathologie, 15 Aufl., mit einem aktualisierten und erweitererten Kommentar von Huber, G. und Gross, G. Georg Thieme, Stuttgart, 2007.（針間博彦訳：新版臨床精神病理学. 文光堂, 東京, 2007.）

19) 中村博大, 齋藤慎之介, 福田周一ほか：ミュンヒハウゼン症候群から摂食障害を発症した 1 例. 東精医会誌, 33；1-6, 2018.

20) Burge, C.K. and Lacey, J. H.：A case of Münchausen's syndrome in anorexia nervosa. Int. J. Eat. Disord.. 14；379-381, 1993.

21) Bulik, C.M., Sullivan, P.F., Fear, J. L. et al. : A case of comorbid anorexia nervosa, bulimia nervosa, and Munchausen's syndrome. Int. J. Eat. Disord., 20 ; 215–218, 1996.

22) Mizuta, I., Fukunaga, T., Sato, H. et al. : A case report of comorbid eating disorder and factitious disorder. Psychiatry Clin. Neurosci., 54 ; 603–606, 2000.

23) 佐藤謙伍, 岡田剛史, 福田和仁ほか：神経性無食欲症と誤認された Ebstein 奇形術後による食欲不振の１例. 第114回日本精神神経学会, 神戸市, 2018 年6月21日.

24) Dennis, M., Zannino, D., du Plessis, K. et al. : Clinical outcomes in adolescents and adults after the Fontan procedure. J. Am. Coll. Cardiol., 71 ; 1009–1017, 2018.

25) Cohen, S. and Earing, M.G. : Neurocognitive impairment and its long-term impact on adults with congenital heart disease. Prog. Cardiovasc. Dis., 61 ; 287–293, 2018.

あとがき

　研修医の時に摂食障害にいたく関心を持ったのだが，なぜだったのか
あまりよく覚えていない。食べるという必須の生命活動を忌避する不思
議に魅入られたのか，家族をいじれば治るような気がしたのか。当時は
ブルックの『ゴールデン・ケージ』やミニューチンの『思春期やせ症の
家族』などを読んだものだ。ローテート研修医時代に受け持った摂食障
害症例の報告が最初の論文だったので，筆者の論文執筆キャリアは摂食
障害で始まったのだが，その後，正直なところ摂食障害は避けて通りた
い気持ちでいた。患者は頑固で食べないし，身体的危機には陥るし，担
当医にとってはたいへん厄介な疾患だからである。僻地の県立病院精神
科に勤務していた頃には，若い患者はほとんど来なかったので，摂食障
害は一例も診なかったが，大学病院にいるとそうはいかない。いかない
どころか，クリニックからは「うちでは診られない。大学病院へ行け」
と言われたとのことで，精神科病院からは「身体管理が手に余る」とい
う紹介状とともに紹介されてくる。そのような環境下に摂食障害の治療
に携わらないわけにはいかなかったが，しかし，共著者として以外に摂
食障害の論文を書くことはなかったのは，やはり逃げていたに違いな
い。
　本書の企画はひょんなことから始まった。本書共著者の黒鳥先生が自
治医科大学とちぎ子ども医療センター子どもの心の診療科で診療する過
程で，本文中でも引用した，ある洋書が役に立ったので翻訳したいと言
い出したのだ。それでは分担して訳そうかということで，まず星和書店
に出版の可否を打診したのだが，どうやらその本は他の出版社で翻訳出
版の企画が進んでいるらしいということがわかった。それでは仕方がな

いとお返事したところ，同社の石澤雄司社長から「日本の実情に即した
摂食障害の治療についての本を企画するのはどうか」というご提案をい
ただいたのである。

　ありがたいお申し出ではあったが，「治療についての本」と考えると
いささか荷が重い。実際，自治医科大学附属病院で診療している身とし
ては，治療がなかなかうまくいかず四苦八苦している苦い思いが強い。
ただそれは重症例や難治例が大学病院に流れ込んでくるからでもあるだ
ろう。スムーズに治療が進行する症例がないわけではないのだが，印象
に残るのは難治例であることも確かである。

　すでに日本摂食障害学会も治療マニュアルを上梓しているし，他にも
いろいろな本がある。成書には摂食障害の治療はああしろこうしろと書
かれているが，それは原則とか理念に過ぎない。本書本文では発達障害
合併の摂食障害の治療は「発達特性に合わせて」とよく書かれているこ
とをいささか揶揄気味に引用したが，そこが重要なのも，そう書くしか
ないのもわかっている。発達障害に限らず，多様な摂食障害症例の個々
の特性に合わせた対処が臨床家の領野で，具体的にどうするかは個々に
考えるほかなく，それが効を奏するかはやってみなければわからない。
マニュアル本にはない内容の本にするには，苦労した症例を提示するほ
かない。必ずしもうまくいっているとは限らないケースの治療の試みを
提示し，それを自分の診ている患者に生かす応用は読者に委ねるしかな
いだろう。

　そして，われわれが日常診ている症例にはどんな特徴があるかと思い
巡らせてみると，超低体重の症例と，様々な背景を持った多様な摂食障
害ではないかと思われた。きめ細かく観察できた入院症例を中心にする
こととし，そうすると体重減少のために入院を要することの多い神経性
やせ症に特化するのが適当だろうということになった。しかし編集を進
めていくと，神経性やせ症を扱えば必然的に回避・制限性食物摂取症と
いう DSM-5 の新しいカテゴリーは避けることができないのに気がつ

いた。タイトルは摂食障害としたが，神経性やせ症と回避・制限性食物摂取症が本書の守備範囲となっている。

　最近，上梓された磯野真穂『ダイエット幻想』（筑摩書房）は若い人たち向けの新書だが，「やせたい気持ち」をめぐって説得力ある議論を展開している。他人から認められたい承認欲求と，他人などに惑わされない自分らしさの追及の要請の葛藤，女性が外見で判断されてしまう現実，しかも女性が長らく「選ばれる性」とされてきた文化が続き，女性同士に競争意識が働くこと。そして「やせたい」のは「かわいくなりたい」ことであり，「かわいい」は煎じ詰めれば未成熟の魅力であること。かつて「成熟拒否」といわれたことは「かわいい」と関わっているし，「かわいい」は〈こども〉概念の成立とも関わっているなどと考えると磯野の議論はさらに広い視野のなかに位置づけることができそうだ。本書では深められはしなかったものの，進化，宗教，歴史，社会，家族，発達など，摂食障害にかかわる広大な領域に触れることができたのはよかったと思う。実際の患者は痛々しくやせこけ，ときに命が危ないのではあるが，やはり摂食障害は人間というものを考える上で不思議な魅力を放っているといえるのだ。

　本書で提示した症例はいずれも論旨に影響のない範囲で細部を改変し，匿名化してある。またこれらの症例は名を連ねた著者だけで診たものではなく，教室の新旧メンバーの多くとともに診療したものである。よって，本来ならば共著者としてみな挙げるべきところだが，下記に列挙することでご寛恕を請いたい。

　石黒健夫（自治医科大学元教授），稲川優多，稲穂香織，井上清子（文教大学），上野直子（友愛記念病院脳神経外科），大沢卓郎（佐藤病院），岡崎　翼（メンタルセンター岡山），岡島美朗（自治医科大学さいたま医療センター），岡田剛史，岡田吉史（石巻赤十字病院麻酔科），尾崎尚子（小山メンタルクリニック），片山　仁（現勤務先不明），加藤　敏（小山富士見台病院，自治医科大学名誉教授），加藤和子（さくら・ら心

療内科），笠井麻紀子（陽和病院），倉持素樹（小山富士見台病院），小林祐介（上都賀総合病院），阪上正巳（国立音楽大学），佐藤謙伍（名寄市立総合病院），佐藤伸秋（上都賀総合病院），佐藤 守（佐藤病院），佐藤有樹子，塩田勝利，島田達洋（栃木県立岡本台病院），高桑洋介，高田早苗（小山メンタルクリニック），高野英介（室井病院），高柳 強（クレア心療内科医院），田崎 茂（医大前メンタルクリニック），中村博大，西依 康，丹生谷正史（東北医科薬科大学），野口正行（メンタルセンター岡山），福田和仁，福田周一，星野 仁（美唄すずらんクリニック），牧口暁子（佐野厚生総合病院），的場巳知子（新潟リハビリテーション大学），松本健二（まつもとクリニック），水野美紀（初石病院），安田 学，安武稜多郎（上都賀総合病院），渡辺亮介。（五十音順）

　教室の稲川優多，福田周一，渡辺亮介各先生には校正の手伝いをしていただいた。星和書店編集部・近藤達哉氏には編集の労をとっていただいた。記して謝意を表したい。

2020 年のはじめに
自治医科大学精神医学講座
小林聡幸

索　引

●編著者紹介

小林　聡幸（こばやし　としゆき）

長野県出身。1987 年，自治医科大学卒。国保浅間総合病院内科，信州大学医学部精神医学講座，長野県立阿南病院精神科をへて，1997 年より自治医科大学精神医学講座。2016 年より同教授。専門は精神病理学，病跡学。著書に『行為と幻覚』（金原出版），『音楽と病のポリフォニー』（アルテス），共編書に『症例に学ぶ精神科診断・治療・対応』（金原出版）など。

須田　史朗（すだ　しろう）

東京都出身。1996 年，東北大学医学部卒。自治医科大学大学院博士課程卒後，Yale 大学医学部分子精神医学部門に留学。浜松医科大学精神神経医学講座，同子どものこころの発達研究センターをへて，2011 年，自治医科大学精神医学講座講師。2015 年より同教授（科長）。専門は臨床精神医学，社会精神医学，分子精神医学。

●著者紹介

阿部　隆明（あべ　たかあき）

青森県出身。1981 年，自治医科大学卒。同大学院博士課程卒。1992 年より自治医科大学精神医学講座。2006 年より同大学とちぎ子ども医療センター子どもの心の診療科，2008 年より同教授。専門は児童精神医学，精神病理学。著書に，『未熟型うつ病と双極スペクトラム』（金剛出版），『うつ病論の現在』（共著，星和書店），訳書にアンリ・エー『幻覚Ⅲ──「線型」病態発生論』（共訳，金剛出版）など。

黒鳥　偉作（くろとり　いさく）

神奈川県出身。2009 年，自治医科大学卒。津久井赤十字病院，自治医科大学とちぎ子ども医療センター子どもの心の診療科，北海道大学精神科神経科をへて，現在道立羽幌病院。著書に『イノチを支える』（共著，キリスト新聞社）。

齋藤　慎之介（さいとう　しんのすけ）

山梨県出身。2006 年，新潟大学医学部卒。自治医科大学精神医学講座をへて，2017 年より同大学附属さいたま医療センターメンタルヘルス科講師。専門は臨床精神医学，精神病理学，病跡学。

摂食障害入院治療

2020 年 3 月 16 日　初版第 1 刷発行

編　　　者　小 林 聡 幸　　　須 田 史 朗
発 行 者　石 澤 雄 司
発 行 所　㈱式会社星 和 書 店
　　　　　〒168-0074　東京都杉並区上高井戸 1-2-5
　　　　　電 話　03（3329）0031（営業部）／03（3329）0033（編集部）
　　　　　FAX　03（5374）7186（営業部）／03（5374）7185（編集部）
　　　　　http://www.seiwa-pb.co.jp
印刷・製本　株式会社光邦

過食症短期入院治療プログラム
精神科のスキルを生かして摂食障害治療に取り組もう

西園マーハ文 編　特定医療法人群馬会群馬病院摂食障害治療チーム 著
A5判　152p　定価：本体 2,000円＋税

ガイデッドセルフヘルプの理論やワークブックの指導、心理教育により、過
食症患者を回復へと導く4週間の入院治療プログラムを紹介。摂食障害の治
療に悩むすべての診療現場に必携の1冊。

過食症の症状コントロール
ワークブック

西園マーハ文 著
B5判　56p　定価：本体 900円＋税

外来での過食症治療において、患者の症状を把握し、治療者が症状コントロー
ルを援助するためのワークブック。症状モニタリングにより、患者と治療者
が一緒に治療に使える鍵を見つけるための1冊。

過食症：
食べても食べても食べたくて
回復の秘訣がつまった2週間回復プログラム付き

リンジー・ホール，リー・コーン 著　安田真佐枝 訳
四六判　464p　定価：本体 2,300円＋税

30年以上、摂食障害に関する啓発活動に従事してきた著者が、過食をやめた
い人たちに送るメッセージ。過食症についてのQ&Aや家族への助言、回復の
ための実践ツール、2週間プログラムを掲載。

発行：星和書店　http://www.seiwa-pb.co.jp

家族の力で拒食を乗り越える
神経性やせ症の家族療法ガイド

マリア・ガンシー 著
井口敏之, 岡田あゆみ, 荻原かおり 監修・監訳　荻原かおり 訳
A5判　112p　定価：本体 1,200円＋税

治療効果の高さが実証されている神経性やせ症のための家族療法「FBT」の
実践マニュアル。治療者にとっても、治療を受ける家族にとっても、治療を
成功させるために知っておくべき重要な情報が解説されている。

家族ができる
摂食障害の回復支援

鈴木高男 著
四六判　128p　定価：本体 1,200円＋税

摂食障害で苦しむわが子を支えるために家族は何ができるのか。家族が体験
から学んだ、回復と成長を応援するための知恵と工夫が詰まった一冊。家族
会 20 年の歴史から生まれた「読む家族会」。

家族のための
摂食障害ガイドブック

J. ロック, D.L. グラン 著　上原徹, 佐藤美奈子 訳
四六判　424p　定価：本体 2,500円＋税

子どもが摂食障害になってしまったとき、親には何ができるのか。本書は親
こそ子どもの健康回復のために力を発揮できる存在であるとして、家庭や治
療の場で親にできることを詳細に解説したガイドブックである。

発行：星和書店　http://www.seiwa-pb.co.jp

摂食障害：見る読むクリニック

DVDとテキストでまなぶ

鈴木眞理, 西園マーハ文, 小原千郷 著

A5判（DVD付き）　152p　定価：本体 1,900円＋税

患者さんや家族が摂食障害の治療過程や役立つ対処法を学ぶことができる最適の書。本は図やイラストが豊富でわかりやすい。DVDには診察場面や解説、Q&Aについてのディスカッションを収録。

摂食障害から回復するための8つの秘訣

回復者としての個人的な体験と
摂食障害治療専門家として学んだ効果的な方法

C. コスティン, G. S. グラブ 著　安田真佐枝 訳

A5判　368p　定価：本体 2,500円＋税

実際に摂食障害に苦しみ, そこから回復し, 心理療法家となったコスティンとグラブの2人により執筆。当事者と専門家としての両方の視点から、回復への道筋をたどる秘訣を分かりやすく紹介する。

摂食障害から回復するための8つの秘訣ワークブック

C. コスティン, G. S. グラブ 著　安田真佐枝 訳

B5判　332p　定価：本体 2,600円＋税

前著『摂食障害から回復するための8つの秘訣』を実践するためのワークブック。直接書き込みができ、8つの秘訣の課題を行っていくことで、完全な回復のための対処方法を身につけることができる。

発行：星和書店　http://www.seiwa-pb.co.jp

摂食障害の謎を解き明かす
素敵な物語
乱れた食行動を克服するために

アニータ・ジョンストン 著　井口萌娜 訳　西園マーハ文 推薦の言葉
四六判　356p　定価：本体 1,800円＋税

物語には秘められた力があり、摂食障害を克服する示唆を与えてくれる。食や体型への執着から解放され、内なる自己の叡智に出会い、本当の自分自身を取り戻したいと願うすべて女性たちのために。

私はこうして摂食障害(拒食・過食)
から回復した
摂食障害エドと別れる日

J. シェーファー，T. ルートレッジ 著　安田真佐枝 訳
四六判　400p　定価：本体 1,700円＋税

自分の中の摂食障害を「エド」と名づけ、本来の健康な自分と区別していくことで、摂食障害との別れを成し遂げた著者ジェニーの体験談。回復に向けての明るく実践的なアドバイスに満ちている。

もう独りにしないで：
解離を背景にもつ
精神科医の摂食障害からの回復

まさきまほこ 著
四六判　216p　定価：本体 1,800円＋税

幼少期に身体的虐待や性的虐待をうけて苛酷な状況下で育った少女が、医学生となり摂食障害を経験、それを克服して精神科医になる。本書は、その壮絶な人生を綴った実話であるが、小説のような語り口で読者を魅了する。

発行：星和書店　http://www.seiwa-pb.co.jp

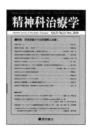

精神科治療学
第33巻11号

〈特集〉
摂食障害の今日的理解と治療 I

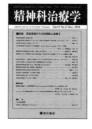

精神科治療学
第33巻12号

〈特集〉
摂食障害の今日的理解と治療 II

B5判　定価：本体 2,880円＋税

摂食障害の最新情報をアップデート！　摂食障害は多くの精神科医が治療に苦慮する疾患の一つ。その本質は痩せ願望や肥満恐怖などの精神病理、過食／自己誘発性嘔吐などの行動異常にあり、精神科医もその治療に精通していなければならない。本誌は11月号と12月号の2号にわたり摂食障害を特集。質・量ともに他に類をみない充実した特集は、摂食障害治療に携わる多くの方々の理解や対応に役立ち、支援の指針や励みとなり、治療の充実に寄与することだろう。また、摂食障害に興味を持ち、これから関わろうとする医療者にも役立つ特集。

発行：星和書店　http://www.seiwa-pb.co.jp